Envejecer es opcional

DR. JOSÉ HERNÁNDEZ POVEDA

Envejecer es opcional

La fórmula para vivir más sin perder
tu calidad de vida

Grijalbo

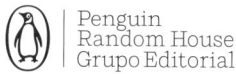

Penguin
Random House
Grupo Editorial

Primera edición: mayo de 2026
Primera reimpresión: mayo de 2026

© 2026, José Hernández Poveda
© 2026, Penguin Random House Grupo Editorial, S. A. U.
Travessera de Gràcia, 47-49. 08021 Barcelona

Printed in Spain – Impreso en España

ISBN: 978-84-253-7276-6
Depósito legal: B-4.373-2026

Compuesto en Compaginem Llibres, S. L.

Impreso en Huertas Industrias Gráficas, S. A.
Fuenlabrada (Madrid)

GR 7 2 7 6 6

A mis padres, por enseñarme el valor del esfuerzo
y por apoyarme en cada paso del arduo camino
que me ha hecho ser quien soy.

A mis maestros, que me enseñaron a pensar con
rigor, a cuestionar lo establecido y a buscar
siempre la verdad en la evidencia científica.

Y a mis pacientes, que me han enseñado más que
cualquier libro: que detrás de cada análisis hay
una vida, y detrás de cada diagnóstico, una
historia que merece ser comprendida.

Este libro nace de esa responsabilidad. De no
conformarme con lo «normal» cuando lo normal
muchas veces es insuficiente. De la convicción
de que envejecer no es rendirse al tiempo,
sino aprender a dialogar con él.

Si estás aquí, no es casualidad. Es el momento
de mirar tu futuro con otros ojos.

Ahora este camino también es tuyo

Índice

Introducción

El hombre sensato se adapta al mundo; el insensato persiste en su idea de adaptar el mundo a sí mismo. Por lo tanto, todo progreso depende del hombre insensato.

George Bernard Shaw

El campo de la longevidad y optimización de la salud es, a la vez, uno de los más emocionantes y confusos. Por un lado, están los creyentes. Son los que aseguran que, si sigues una dieta cada vez más restrictiva, ayunas dieciocho horas al día, meditas de una forma concreta, comes una lista de «superalimentos» y compras un arsenal de suplementos para «activar tus células» —sin que nadie sepa qué significa exactamente eso—, entonces podrás evitar el envejecimiento y la decadencia física y cognitiva que lleva asociada. Por el otro lado, están los científicos futuristas. Son los que afirman que ya no es necesario hacer nada para cuidar de nuestro cuerpo, ya que la ciencia está trabajando sin descanso para traer el santo grial a la humanidad a través de la edición genética, la reprogramación parcial, las células madre, los péptidos y cualquier otro tratamiento de vanguardia. Esto significaría que envejecer tal y como lo conocemos está a punto de desaparecer y que en breve será un proceso que podremos controlar a voluntad.

La avalancha de información que inunda las redes sociales no hace más que dejar a la persona confundida, saturada y muchas veces inmóvil. Porque cuando todo funciona, nada funciona. La longevidad se ha puesto tan de moda que cuesta encontrar un sector donde no haya «expertos»: nutricionistas, entrenadores, terapeutas, maestros de yoga, ingenieros, informáticos, empresarios y *biohackers*. Cada uno con su método definitivo. Cada uno con su lista. Cada uno con su verdad, en la que la ciencia muchas veces brilla por su ausencia.

Sin embargo, donde más expertos se necesitan es en el campo de la medicina. En la actualidad, hacen falta médicos de longevidad. La medicina tradicional ha sido extraordinaria para salvar vidas, pero no fue diseñada para optimizar décadas de salud. Es una medicina reactiva, que actúa cuando el problema ya ha aparecido. Además, es una profesión que muchas veces se resiste al cambio: lo que aprendimos de nuestros maestros se acepta como dogma y se desconfía de todo lo que se salga de esa línea central. Por suerte, cada vez más profesionales sanitarios abren la mente y se convierten en los pioneros que están llevando la evolución de la medicina a la vida real de las personas.

Yo no soy un investigador de laboratorio que intenta descubrir la próxima terapia que «acabe» con el envejecimiento. Pero mi formación médica y científica me permite entender la evidencia, separar lo sólido de lo seductor y traducir la ciencia en estrategias concretas que una persona puede aplicar, medir y sostener en el tiempo.

Porque la longevidad no es un propósito para los próximos meses. Es una identidad que debes adoptar para el resto de tus días. Requiere comprender el cuerpo humano como un conjunto de piezas que interactúan: genética e historia familiar, biomarcadores, hábitos, objetivos, síntomas, riesgos escondidos, preocupaciones reales. Y, después, convertir toda esa información en un plan claro que puedas ejecutar sin que tu vida se convierta en un experimento permanente.

Este es mi objetivo con este libro, que se convierta en tu manual básico para mantenerte joven y sano sin importar la edad que marque tu calendario. Cuando termines estas páginas, tendrás un mapa para tomar el control de tu salud, reducir de forma drástica la probabilidad de enfermar, alargar tus años de vida y, sobre todo, mantener la calidad de tu día a día durante el máximo tiempo posible. No se trata de vivir más por vivir más. Se trata de llegar lejos con un cuerpo que responda y una mente clara, y poder disfrutar de nuestro viaje.

Al finalizar espero que estés convencido de que, si hoy decides tomar las acciones de mayor impacto que aprenderás con *Envejecer es opcional*, podrás ganar, como mínimo, diez años de vida y, aún más importante, sumar dos décadas de vida con una calidad envidiable.

Para conseguirlo, el libro está dividido en tres bloques. En el primer bloque te explico los principios de la medicina de la longevidad: en qué se diferencia de la medicina que hemos practicado hasta hoy, por qué necesitamos este cambio de paradigma y cuál fue el viaje personal y profesional que me llevó a dedicarme a esta especialidad.

El segundo bloque es una declaración de guerra; vas a conocer a tus verdaderos enemigos. Un grupo muy reducido de enfermedades explica alrededor del 80 % de las muertes y de la discapacidad en el mundo occidental. Son las grandes amenazas contra tu objetivo de mantenerte joven y sano durante décadas. Cualquier intento serio de trabajar tu longevidad debe empezar por entender esas dolencias, cómo conspiran en tu contra durante años en la sombra y cuáles son sus puntos débiles. Todos vamos a llegar a nuestro último día, eso no podemos cambiarlo. Pero podemos cambiar el cuándo y el cómo mucho más de lo que imaginas.

Y el tercer bloque es tu manual de instrucciones, que reúne tácticas basadas en la ciencia para que el tiempo y el esfuerzo que inviertas en tu salud tengan el mayor retorno posible. Desde cómo alimentarte y entrenar con criterio hasta qué suplementos o fármacos tienen sentido en determinados contextos para mejorar el rendimiento físico, la función cognitiva o la resiliencia metabólica.

Esto no es una lista de supermercado para seguir durante ocho semanas. Se trata de una guía para diseñar un plan que puedas sostener durante años, adaptarlo a tus datos y convertir la longevidad en una forma de vivir. Porque el verdadero cambio no es una dieta, un entrenamiento o un suplemento. El verdadero cambio es la mentalidad, adoptar una nueva identidad, a partir de ahora serás un atleta de longevidad, entrenado para sacar el máximo beneficio de tu cuerpo y de tu vida. No dejes que tu futuro se decida por la suerte o por la fe.

Si estás dispuesto a hacer lo que sea necesario para convertirte en la mejor versión de ti mismo, este libro es para ti.

Bloque 1
De la neurocirugía a la medicina de la longevidad

¿Qué hace un neurocirujano en un sitio como este?

Mi camino hacia la medicina de la longevidad empezó con una idea persistente que me acompañaba cada noche durante los turnos de veinticuatro horas como neurocirujano de guardia en uno de los hospitales más grandes de España, el Hospital General Universitario Gregorio Marañón. Una tarde ingresó en urgencias una mujer de mi misma edad. Treinta minutos antes, mientras entrenaba en el gimnasio, había sentido el peor dolor de cabeza de su vida. Minutos después se desplomó. Cuando llegó la ambulancia, ya había perdido el conocimiento y no podía respirar por sí sola. En el momento en que nos avisaron, supimos con exactitud lo que estaba ocurriendo. La llevamos directamente al quirófano. Abrimos el cráneo, liberamos la presión del cerebro, localizamos y reparamos el vaso sanguíneo que estaba sangrando de forma descontrolada. La cirugía fue un éxito desde el punto de vista técnico. Detuvimos el sangrado sin causar daño adicional. A pesar de haber realizado una intervención perfecta, el resultado no fue el esperado. La paciente sobrevivió, pero habíamos llegado demasiado tarde. Tras ocho semanas en terapia intensiva y meses de rehabilitación, volvió a casa con su familia. Sin embargo, su vida nunca volvió a ser la misma. Apenas podía articular unas pocas palabras seguidas. Perdió gran parte de sus recuerdos, su movilidad y su independencia.

He vivido escenas similares muchas veces a lo largo de mi carrera, pero esta fue diferente. Era una persona sana, activa, de mi edad.

Alguien con quien podría haber intercambiado el lugar esa misma tarde. Y fue entonces cuando se sembró en mí una idea que decidiría mi futuro. Lo que aquella mujer sufrió fue la rotura de un aneurisma cerebral, un aneurisma es una zona de debilidad en la pared de una de las arterias que lleva sangre desde el corazón hasta el cerebro. La fuerza que ejerce la sangre contra las paredes de la arteria (presión arterial) hace que esta zona de debilidad aumente de tamaño progresivamente. Se va llenando como si fuese un globo y, con el paso de los años, crece y crece hasta que un día la pared de la arteria se rompe y se produce un sangrado alrededor del cerebro, lo que en medicina llamamos una hemorragia subaracnoidea. Este sangrado, que la mayoría de las veces se encuentra dentro del cráneo pero fuera del cerebro —en el espacio donde habitualmente circula el líquido cefalorraquídeo que protege nuestro cerebro—, puede producir graves daños en nuestro órgano más preciado. Cuando eso ocurre, la sangre invade un espacio donde no debería estar y la presión dentro del cráneo aumenta de forma brusca. El problema es que el cráneo no puede expandirse. El cerebro se comprime, el flujo sanguíneo disminuye y la persona pierde poco a poco sus capacidades cognitivas hasta caer en coma. Sin una cirugía urgente, el desenlace puede ser la muerte o, incluso peor, una discapacidad permanente. A pesar de ofrecer el mejor tratamiento disponible, el daño ya puede ser irreversible.

El motivo por el que te cuento todo esto no es para asustarte ni para darte una clase de neurocirugía. Te lo explico porque, a pesar de ser una situación devastadora, también es una enfermedad relativamente fácil de diagnosticar. Y una vez diagnosticada, su tratamiento es seguro y efectivo, lo que la convierte en un problema de salud que, si quisiéramos, podríamos eliminar por completo.

Voy a hablarte de cifras. Entre un 2 y un 4 % de la población sana puede tener un aneurisma cerebral sin saberlo. Dicho de otra forma, hasta una de cada veinticinco personas puede llevar una bomba de relojería en la cabeza sin advertir ninguna señal de alarma. Hoy en día disponemos de la tecnología necesaria para detectar los aneurismas. Una simple resonancia magnética cerebral, especialmente una angiorresonancia, permite visualizar los vasos sanguíneos del cerebro con gran precisión. No es una prueba demasiado costosa. Sin embargo, el sistema médico tradicional no la contempla como herramienta preventiva.

Sabemos cómo evitar una enfermedad grave. Y no lo estamos haciendo. ¿Por qué? Hay múltiples razones de tipo económico, estructural y cultural. Nuestros sistemas sanitarios están diseñados para tratar las enfermedades cuando aparecen, no para impedir que ocurran. Para que te hagas una idea, si quisiéramos realizar una resonancia preventiva a toda la población adulta de España, el coste supondría alrededor del 5 % del gasto sanitario anual. Desde un punto de vista puramente estadístico, se considera que no está justificado. Pero es obvio que, desde el punto de vista de la persona que un día entra en un gimnasio caminando y sale en coma, la historia es muy distinta.

Preocupado por mi propia salud y aprovechando mi situación como médico prescriptor, decidí hacerme una resonancia cerebral. Por fortuna, descubrí que mi cerebro estaba libre de aneurismas. Lo hice porque podía, porque tenía acceso, y me di cuenta de que yo era afortunado al poder comprobarlo. Fue entonces cuando apareció el pensamiento que cambió mi vida profesional para siempre: «La humanidad debería poder acceder a todas las herramientas que la medicina moderna ofrece para protegerla, incluso antes de que aparezca la enfermedad. A pesar de tener todo el conocimiento para evitarlo, seguimos llegando demasiado tarde. Esto es inaceptable, el modelo de salud actual está obsoleto y es mi deber cambiarlo».

En ese momento entendí que los aneurismas eran solo la punta del iceberg. Existe un pequeño grupo de enfermedades responsables de la gran mayoría de las muertes y las discapacidades en la sociedad moderna. Son dolencias que, al igual que los aneurismas, se desarrollan durante años en silencio y que podrían detectarse y prevenirse mucho antes de causar daño.

Descubrí que no estaba solo. Médicos de todo el mundo estaban cuestionando el modelo tradicional, así que me uní a sociedades científicas internacionales centradas en transformar una medicina reactiva en una medicina verdaderamente proactiva. Una medicina que no espera a que enfermes para intentar mitigar el daño. Así entendí que estaba emergiendo una nueva forma de practicar mi profesión: la medicina de la longevidad. Un enfoque que utiliza todas las herramientas disponibles hoy para maximizar no solo los años de vida, sino la calidad con la que esos años se viven.

En las próximas páginas voy a compartir contigo toda la información que utilizo con mis pacientes para que entiendas cuáles son los enemigos que pueden poner en peligro tu vida y cómo combatirlos, permitiéndote tomar el control de tu salud cuando todavía estás a tiempo.

Envejecer, tal y como nos lo han contado, no es un destino inevitable.

La medicina del futuro, hoy

La medicina, tal y como la conocemos, es un fenómeno sorprendentemente reciente en la historia de la humanidad. Durante la mayor parte de nuestra existencia como especie, enfermar fue un mero castigo de los dioses y, por tanto, un proceso en el que poco podíamos intervenir.

MEDICINA 1.0: LA ERA MÁGICA Y ESPIRITUAL

Desde el nacimiento de las primeras civilizaciones hace seis milenios y hasta hace apenas trescientos años, el sufrimiento físico se interpretó como un castigo divino o una alteración espiritual. La medicina se mezclaba con la religión, los rituales y la experiencia empírica. Los egipcios utilizaban pócimas de miel o ajo siguiendo las recetas de sus escrituras religiosas. Los griegos explicaban la enfermedad mediante la teoría de los cuatro humores, líquidos que debían estar en equilibrio dentro del cuerpo para mantener la salud. En el Amazonas recurrían a los rituales chamánicos y las plantas medicinales, utilizando los espíritus de la naturaleza como fuente de curación.

Algunos remedios funcionaban por casualidad. El sauce, por ejemplo, contenía el principio activo de lo que hoy conocemos como aspirina. Pero, la mayoría de las veces, la supervivencia dependía más de la suerte, la fe o la resiliencia natural del ser humano que de la «medicina» utilizada.

La esperanza de vida apenas superaba los treinta o cuarenta años. El parto era una de las principales causas de muerte. Una infección simple, como una faringitis o una herida generada al pisar una rama en el suelo, podía ser motivo suficiente para acabar con un humano. La medicina era puramente reactiva: se actuaba cuando el daño ya estaba hecho, con herramientas limitadas y resultados impredecibles.

MEDICINA 2.0: EL TRIUNFO DEL MÉTODO CIENTÍFICO

El gran salto llegó entre los siglos XVII y XX, cuando la curiosidad humana se transformó en método científico. Aprendimos a observar, medir y comprobar hipótesis. El microscopio reveló un mundo invisible. Pasteur y Koch demostraron que las enfermedades tenían causas biológicas concretas (bacterias y microorganismos) y no un origen divino. De esta revolución nacieron algunos de los mayores logros de la humanidad:

- Las vacunas erradicaron epidemias que habían diezmado poblaciones enteras.
- Los antibióticos permitieron controlar infecciones antes mortales.
- La cirugía avanzó gracias a la anestesia, la antisepsia y una precisión inédita.
- La farmacología nos dio herramientas para modular procesos complejos, desde la presión arterial hasta la salud mental.

En el siglo XX apareció una herramienta decisiva: el ensayo clínico aleatorizado. Se trata de un tipo de estudio que permite demostrar a ciencia cierta la causa o la solución de un problema. Por primera vez, pudimos demostrar con rigor qué funcionaba y qué no. El resultado fue espectacular. La mortalidad infantil cayó drásticamente. La esperanza de vida se duplicó.

Dejamos de morir por infecciones, partos o desnutrición, sin duda una de las victorias más grandes de la historia de la humanidad. Como consecuencia empezamos a vivir lo suficiente como para enfrentarnos a un nuevo tipo de enemigo: las enfermedades crónicas asociadas al envejecimiento.

MEDICINA 3.0: LA REVOLUCIÓN PROACTIVA

Hoy vivimos más que nunca, pero también pasamos más años enfermos. Nuestros hospitales ya no están llenos de epidemias infecciosas, sino de infartos, cánceres, diabetes, demencias y enfermedades relacionadas con la inflamación crónica.

Como neurocirujano, comprendí que el mayor error de nuestro sistema es esperar a que el daño sea evidente. Esta convicción me llevó a replantear por completo mi práctica médica y a adoptar lo que hoy se conoce como medicina 3.0. Este término define un cambio radical de enfoque. La medicina 3.0 no espera a que aparezcan los primeros síntomas de un infarto, un cáncer avanzado o una demencia. Su objetivo es detectar vulnerabilidades años antes —incluso décadas— de que se conviertan en diagnósticos irreversibles. Para ello utiliza los avances científicos y tecnológicos más sofisticados disponibles hoy en día: biomarcadores, pruebas de imagen de alta resolución, análisis genéticos y epigenéticos, modelos predictivos, inteligencia artificial y moléculas que detienen el paso del tiempo a nivel biológico. No para apagar incendios, sino para evitar que comiencen.

BUSCAR LA ENFERMEDAD EN LUGAR DE ESPERAR PACIENTEMENTE

La diferencia entre la medicina tradicional y la medicina 3.0 se puede resumir en una sola pregunta.

La medicina 2.0 se cuestiona: ¿qué le ocurre a este paciente y cómo lo tratamos?
La medicina 3.0 se pregunta: ¿qué es más probable que le ocurra en el futuro y qué podemos hacer hoy para evitarlo?

Veamos cómo se traduce esto en ejemplos concretos:

- **Enfermedad cardiovascular.** En vez de esperar al primer infarto, evaluamos el flujo sanguíneo del corazón, los niveles de las partículas que se depositan en las paredes arteriales y los biomarcadores de inflamación para evitar que las arterias siquiera comiencen a obstruirse.
- **Cáncer.** En lugar de descubrirlo cuando ya produce síntomas, usamos cribados tempranos, estudios genéticos y técnicas de imagen de alta resolución e inteligencia artificial para detectarlo en fases iniciales, cuando no representa una amenaza para tu vida.
- **Alzhéimer y demencias.** No nos resignamos a que la pérdida cognitiva llegue con la edad; hoy sabemos que factores como la resistencia a la insulina, el sueño deficiente, una baja masa muscular, la nutrición y la inflamación crónica predisponen al deterioro cerebral, y que el alzhéimer es una enfermedad prevenible.
- **Diabetes y enfermedades metabólicas.** En vez de «controlar» la glucosa en diabéticos ya diagnosticados, analizamos la resistencia a la insulina, el tejido adiposo y los hábitos de vida para frenar el deterioro metabólico antes de que destruya nuestros sistemas vitales.
- **Inflamación crónica y autoinmunidad.** Cada vez entendemos mejor cómo un sistema inmune alterado contribuye al envejecimiento y a la aparición de múltiples enfermedades. El objetivo es apagar este «fuego silencioso» antes de que genere daños irreversibles.

Este enfoque no se limita a las pruebas médicas, sino que es una forma distinta de entender la vida diaria. Se trata de usar la ciencia para tomar hoy las decisiones correctas que afectarán a nuestro futuro desde la alimentación, el ejercicio, el sueño y la gestión del estrés hasta los biomarcadores avanzados, los suplementos o las terapias médicas avanzadas.

¿DEBEMOS ABANDONAR LA MEDICINA TRADICIONAL?

En absoluto. La medicina 3.0 no sustituye a la medicina 2.0. La complementa. Seguiremos necesitando hospitales, cirugías y tratamientos de urgencia. La diferencia es que, si actuamos de forma proactiva, esos encuentros serán menos frecuentes, menos graves y mucho más tardíos en la vida.

Imagina dos personas de setenta años. Una depende de varios medicamentos, tiene movilidad reducida y acaba de recibir un diagnóstico de deterioro cognitivo. La otra mantiene un corazón fuerte, un cerebro ágil y un cuerpo funcional, con una mínima dependencia farmacológica y una vida activa. Ambas necesitarán atención médica en algún momento. La diferencia es desde dónde llegarán a ella: desde la fragilidad o desde la resiliencia.

Esta es la promesa de la medicina del futuro.

Nuestro sistema sanitario sigue invirtiendo la mayor parte de sus recursos en tratar enfermedades avanzadas, mientras que dedica una fracción mínima a evitarlas. Paradójicamente, la mayoría de las muertes en el mundo occidental se concentran en un pequeño grupo de enfermedades que comparten algo esencial: son en gran medida prevenibles si se actúa a tiempo.

El reto ya no es técnico. Es cultural.

Necesitamos pasar de un sistema que glorifica el acto heroico de salvar vidas en el último minuto a otro que valore el acto silencioso de evitar que la enfermedad aparezca. La medicina del futuro no es la que cura, sino la que mantiene la salud. La medicina 3.0 es el puente entre lo que sabemos hoy y la vida que queremos construir. No se trata de vivir eternamente, sino de asegurarnos de que los años que tengamos por delante estén llenos de vitalidad, autonomía y propósito.

Envejecer no es lo que crees

Desde pequeños nos enseñan que envejecer es tan inevitable como el paso del tiempo. Que el cabello se volverá blanco, la piel se arrugará, perderemos fuerza y aparecerán enfermedades, y que, en el fondo, no hay mucho que podamos hacer al respecto. Pero ¿y si esa idea no fuese del todo correcta? ¿Y si envejecer no fuera una ley universal, sino un proceso biológico que podemos entender, ralentizar y, en algunos aspectos, revertir?

La naturaleza nos ofrece ejemplos fascinantes que desafían la supuesta inevitabilidad del envejecimiento. El tiburón de Groenlandia puede vivir más de cuatrocientos años con un metabolismo tan lento que parece desafiar el tiempo. La medusa *Turritopsis dohrnii*, conocida como la medusa inmortal, es capaz de regresar de su estado adulto a una fase juvenil y reiniciar su ciclo vital una y otra vez de manera indefinida. Incluso en mamíferos, los experimentos de clonación han demostrado que, a partir de una célula de un organismo adulto, con toda su historia y envejecimiento acumulados, se puede generar un nuevo individuo joven y sano. Eso significa que en nuestras células existe un interruptor maestro capaz de reiniciar el reloj biológico.

Esto nos obliga a hacer el siguiente planteamiento: si en algunos seres vivos el envejecimiento puede detenerse o revertirse y nuestras propias células conservan la información para volver atrás, ¿por qué seguimos tratando el envejecimiento como algo inmutable?

En 2013 un grupo de investigadores españoles propuso un marco conceptual para entender las causas fundamentales del envejecimiento, los llamados *hallmarks of aging*, o sellos distintivos del envejecimiento. Este modelo describe una serie de procesos biológicos que, con el paso del tiempo, van deteriorando nuestras células y tejidos hasta manifestarse como enfermedades crónicas. No es necesario memorizarlos todos, y no quiero que esto se convierta en un texto avanzado de biología, pero entender los conceptos más importantes de este capítulo te permitirá ver que el envejecimiento no es un misterio difuso, sino un conjunto de mecanismos concretos que la ciencia está empezando a descifrar.

PÉRDIDA DE INFORMACIÓN EPIGENÉTICA

Cada célula de tu cuerpo contiene exactamente el mismo ADN, el mismo manual de instrucciones. Sin embargo, una neurona no necesita leer cómo formar hueso, ni una célula muscular tiene que saber cómo producir enzimas digestivas. El que decide qué páginas se leen y cuáles se ignoran es el epigenoma. Este funciona como un director de orquesta: ordena qué instrumentos deben sonar y cuáles deben permanecer en silencio. Lo consigue a través de marcas químicas, como pequeñas etiquetas sobre el ADN (metilaciones y acetilaciones) que indican a cada célula qué genes deben activarse y cuáles deben ignorarse.

El problema es que, con el paso del tiempo, esta sinfonía empieza a desafinar. Al principio, una nota equivocada pasa inadvertida. Pero poco a poco los errores se acumulan: se tocan partituras en el orden incorrecto, algunas páginas del manual parecen mezclarse y otras directamente desaparecen. Genes que deberían estar apagados se encienden y genes vitales quedan en silencio.

Según la teoría de la información propuesta por el doctor David Sinclair en 2023, el envejecimiento no es solo la acumulación de daño físico, sino una pérdida progresiva de la información que les dice a las células quiénes son y qué deben hacer. Cuando una célula olvida su identidad, deja de cumplir su función: una neurona ya no transmite impulsos correctamente, una célula muscular pierde fuerza, una célula de la piel deja de producir colágeno… Y, cuando el caos es demasiado grande, la célula se rinde; entra en un estado de senescencia, se convierte en una «célula zombi» que ya no trabaja, pero tampoco muere, y que empieza a liberar señales dañinas que infectan al tejido a su alrededor.

La acumulación de células zombis

Una célula senescente es una célula que ya no cumple su función, pero se niega a desaparecer. Permanece en un limbo biológico. En principio, se trata de un mecanismo protector, ya que evita que una célula dañada se divida y genere problemas mayores, como un cáncer. La complicación aparece cuando estas células no son eliminadas con rapidez y empiezan a acumularse. Las células senescentes no son inofensivas. Liberan moléculas inflamatorias, enzimas que degradan los tejidos y señales químicas que alteran el comportamiento de las células vecinas. A este fenómeno se lo conoce como SASP (*senescence-associated secretory phenotype*).

Imagina una manzana podrida en una cesta. No solo deja de aportar valor como manzana, sino que acelera la descomposición de las demás. Del mismo modo, una célula senescente altera el ambiente que habita y arrastra consigo a las células sanas que la rodean. Con el paso de los años, la acumulación de células senescentes se convierte en un terreno fértil para la enfermedad crónica. Contribuyen a la rigidez de las arterias y a la formación de placas de ateroma en la enfermedad cardiovascular. Favorecen la resistencia a la insulina y la pérdida de masa muscular en el síndrome metabólico. Participan en la degradación del cartílago en la artrosis, en la pérdida de elasticidad de la piel, en la fibrosis de órganos vitales y en el deterioro cognitivo propio de la demencia.

En otras palabras, las células senescentes son una de las principales puertas de entrada del envejecimiento hacia la enfermedad. No contribuyen al funcionamiento de los órganos, pero permanecen como testigos silenciosos del paso del tiempo, saboteando a las células sanas y acelerando la aparición de las dolencias que más nos afectan en la vejez. Pero incluso las células que conservan su identidad y permanecen funcionales necesitan energía para seguir trabajando. Y en esa tarea, las protagonistas son unas diminutas centrales eléctricas llamadas mitocondrias.

EL DAÑO MITOCONDRIAL

Todos llegamos a memorizar en la adolescencia la famosa frase de la clase de biología «La mitocondria es la central energética de la célula», convencidos de que esa información jamás nos serviría en la vida real, al mismo nivel que el teorema de Pitágoras.

Resulta que esas palabras escondían mucho más de lo que imaginábamos. Porque, en realidad, las mitocondrias sí son las baterías que mantienen encendido nuestro organismo. Sin ellas, ningún músculo se contraería, ningún pensamiento se formaría y ni siquiera podríamos respirar. Tanto es así que uno de los venenos más infames, el cianuro, actúa impidiendo el funcionamiento de las mitocondrias y produce una muerte prácticamente instantánea.

Imagina cada célula como una ciudad. Las mitocondrias son sus centrales eléctricas. Cuando somos jóvenes, producen energía de forma eficiente y limpia. Con el tiempo, estas centrales se deterioran. Generan menos energía y más residuos, en forma de radicales libres que dañan las proteínas, los lípidos y el ADN.

Los tejidos que más dependen de la energía —el cerebro, el corazón y los músculos— son los primeros en sufrir las consecuencias. El daño mitocondrial es responsable de muchos de los problemas que asociamos al envejecimiento, como la fatiga persistente, la pérdida de fuerza, la pérdida de resistencia física y el deterioro cognitivo.

Las mitocondrias, además, no solo fabrican energía, también actúan como sensores de estrés. Deciden si una célula debe seguir adelante, repararse o morir. Cuando este sistema de control se estropea, pueden dejar vivas células dañadas que deberían desaparecer o, al contrario, llevar a la muerte a células todavía funcionales. Por eso, el daño mitocondrial no es un detalle anecdótico del envejecimiento, sino uno de sus motores principales.

Es como vivir en una ciudad donde las centrales eléctricas empiezan a colapsar: las luces parpadean, el transporte se detiene, los hospitales dejan de funcionar y el caos se extiende. Cada órgano pierde vitalidad y, poco a poco, esa disfunción se traduce en enfermedad. Hoy sabemos que el deterioro mitocondrial está implicado en patologías como el alzhéimer, el párkinson, la insuficiencia cardiaca y la diabetes tipo 2. En otras palabras: cuando la batería celular se agota, todo el organismo empieza a fallar. Y cuando las células pierden su energía, el cuerpo entero entra en un estado de vulnerabilidad. Ese agotamiento no pasa desapercibido para nuestro sistema inmune, la central de defensa de nuestro organismo.

Inflamación crónica

La inflamación es una de las herramientas más poderosas de nuestro sistema inmune. Es un mecanismo de defensa diseñado para protegernos. Cuando sufrimos una herida o una infección, el cuerpo despliega con rapidez un ejército de células inmunes y señales químicas que acuden al lugar del daño. Aparecen el calor, el enrojecimiento, la hinchazón y el dolor, las señales de que la batalla está en marcha. En condiciones normales, este proceso es breve y eficaz. El enemigo se elimina, el daño se repara y el sistema vuelve a la calma.

La inflamación en sí no es el problema, sino la activación del sistema de defensa cuando en realidad no es necesario; en lugar de luchar contra un enemigo real y puntual, permanece en estado de movilización constante, desplegado por todo el cuerpo. Y como un ejército que no encuentra rivales externos, empieza a atacar sus propias ciudades: daña tejidos sanos, interrumpe la comunicación celular y mantiene el organismo en un estado de guerra interna permanente. Gran parte de esta activación crónica tiene su origen en el estilo de vida moderno:

- Una alimentación rica en ultraprocesados que envía señales de peligro constantes.
- La falta de movimiento, que impide regular la inflamación de forma natural.
- El estrés crónico, que activa sistemas hormonales que empeoran el funcionamiento del sistema inmunológico.
- Un sueño insuficiente, que impide reparar el daño a nivel celular.
- La exposición continua a contaminantes ambientales que irritan de forma continua el organismo.

El resultado es una inflamación persistente de bajo grado que, con el tiempo, erosiona los cimientos del organismo. Afecta a las arterias, acelerando la aterosclerosis; al cerebro, favoreciendo la neurodegeneración; al páncreas, contribuyendo a la resistencia a la insulina, y a las articulaciones, provocando desgaste y dolor.

A este fenómeno se lo conoce como *inflammaging*, un estado inflamatorio crónico que acelera el envejecimiento, daña el epigenoma y prepara el terreno para las enfermedades que más nos afectan en la edad adulta.

ALTERACIÓN DE LOS SENSORES DE NUTRIENTES

Ninguna acción a nivel celular se produce al azar. Nuestras células poseen sensores bioquímicos sofisticados que les permiten interpretar el entorno y decidir qué hacer en cada momento. Estos sensores funcionan como interruptores que regulan si la célula debe crecer, almacenar energía, repararse o entrar en modo supervivencia. Entre los más importantes se encuentran la insulina, el sistema de las sirtuinas y las vías moleculares mTOR y AMPk.

Cuando somos jóvenes y metabólicamente flexibles, estos sistemas regulan nuestro ambiente interno con gran precisión: después de una comida, la insulina facilita el uso y almacenamiento de nutrientes; en periodos de ayuno, la AMPK y las sirtuinas promueven la reparación y el reciclaje celular; cuando hay abundancia de proteínas, la mTOR activa el crecimiento muscular. A medida que nuestro manual de instrucciones va sufriendo daños, el organismo entra en un estado de señalización confusa: la insulina deja de funcionar de manera eficiente (resistencia a la insulina); la mTOR permanece activada de forma crónica, fomentando el crecimiento desordenado y el envejecimiento acelerado; las rutas de ahorro y regeneración quedan apagadas, empeorando la reparación del ADN.

El resultado es un metabolismo desbalanceado que favorece la acumulación de grasa, el aumento de la inflamación, la pérdida de capacidad reparadora y, a largo plazo, la aparición de enfermedades como la diabetes tipo 2, la obesidad, el cáncer y la degeneración acelerada de los tejidos.

Expresado en términos simples, las células empiezan a leer mal el entorno y a tomar decisiones equivocadas que, repetidas millones de veces cada día, se convierten en una de las raíces biológicas del deterioro asociado al envejecimiento.

El envejecimiento como enfermedad madre

Ninguno de los procesos que hemos descrito ocurre de forma aislada. La pérdida de información epigenética favorece la aparición de células senescentes, que a su vez liberan señales inflamatorias que empeoran la función mitocondrial. Las mitocondrias deterioradas generan más radicales libres, que aceleran el desorden epigenético. La alteración de los sensores de nutrientes mantiene activadas rutas metabólicas que perpetúan la inflamación. Es un círculo vicioso biológico. Cada uno de estos mecanismos potencia a los demás y juntos erosionan progresivamente la capacidad de los tejidos para mantenerse jóvenes y funcionales.

Por eso el envejecimiento hasta ahora parecía ser un enemigo imbatible. Si solo intentamos atacar uno de estos mecanismos, la probabilidad de éxito es muy baja. Para realmente conquistar el envejecimiento, necesitamos atacarlos todos a la vez.

El envejecimiento no es simplemente una etapa de la vida que debemos aceptar con resignación; es la enfermedad madre de la que surgen casi todas las demás. El cáncer, el alzhéimer, la enfermedad cardiovascular, la diabetes o la artrosis no son fenómenos independientes, sino distintas manifestaciones de un mismo problema subyacente: la pérdida progresiva del equilibrio celular con el paso del tiempo.

La buena noticia es que, al tratar el envejecimiento como el proceso central, no actuamos sobre una sola enfermedad. Actuamos sobre todas a la vez. Al mejorar los mecanismos biológicos básicos, no prevenimos únicamente un infarto o un cáncer, sino muchas de las principales causas de muerte y discapacidad humana de forma simultánea.

En los próximos capítulos veremos cómo estos procesos se manifiestan en las enfermedades que más limitan nuestra longevidad. Y, lo más importante, cómo podemos empezar a intervenir en ellos desde hoy.

Descubrimientos clave que cambiaron mi forma de entender la salud

Resulta casi irónico que quienes más tiempo pasamos estudiando el cuerpo humano seamos, a menudo, quienes peor cuidamos del nuestro. La formación médica está diseñada para dominar el tratamiento de la enfermedad y memorizar fármacos, protocolos, algoritmos de urgencias y técnicas quirúrgicas. Existe algo llamado «medicina preventiva» en el plan de estudios, pero su enfoque suele ser tan superficial y poco aplicable que la mayoría de los estudiantes acaban ignorándolo. Durante mis años de formación como neurocirujano, yo también fui uno de ellos.

Sabía explicar con precisión cómo funcionan las enzimas digestivas o las complejas rutas metabólicas del hígado, pero nadie me había enseñado a diseñar una estrategia nutricional para mejorar la resistencia a la insulina. Conocía al detalle la fisiología del músculo, pero no sabía cómo entrenar para prevenir la sarcopenia, esa pérdida progresiva de masa muscular que deteriora casi todos los sistemas del cuerpo con la edad. Habíamos estudiado las fases del sueño y las ondas cerebrales con todo lujo de detalle. Sin embargo, en la práctica clínica, la herramienta más utilizada para combatir el insomnio sigue siendo el uso de benzodiacepinas (lorazepam, alprazolam, lormetazepam), a pesar de conocer bien el riesgo de adicción que presentan y el daño que pueden provocar en nuestro sistema nervioso.

No pretendo que esto sea una crítica a la vocación y la buena voluntad de mis colegas; más bien se trata de un toque de alerta a un sistema sanitario y a una formación académica que se mantienen anclados en protocolos reactivos, en lugar de fomentar una verdadera prevención, que es donde reside la auténtica salud. Esta carencia se hace especialmente visible cuando observas el estilo de vida del médico promedio.

Durante mi residencia, sacrifiqué por completo mi bienestar personal. Mi alimentación se basaba en ultraprocesados, comida rápida y dosis crecientes de cafeína. Paradójicamente, el hospital, el lugar donde esperarías encontrar ejemplos de salud, ofrecía menús que parecen diseñados para enfermarte lo más rápido posible. Un desayuno típico consistía en galletas, una bebida de cacao con treinta gramos de azúcar añadida y bollería industrial. Irónicamente, esta era la opción más «sana» que podías elegir.

El sueño era otro pilar ignorado. La medicina sigue siendo una de las pocas profesiones en que se normalizan los turnos de veinticuatro horas. Tras diecisiete horas sin dormir, las capacidades cognitivas y el tiempo de reacción son comparables a los de una persona que ha sobrepasado el límite legal de alcoholemia. Tras veinticuatro horas, el deterioro es aún mayor. A pesar de ello, se espera que puedas tomar las decisiones, muchas veces de vida o muerte, que decidirán el futuro de otras personas, o que puedas realizar una cirugía sobre el cerebro a toda velocidad y sin cometer errores. ¿Dejarías que alguien que ha bebido cuatro copas de vino sea el encargado de operarte el cerebro? Yo tampoco, pero esto se repite varias veces a la semana. La mayoría de los médicos ya estamos acostumbrados a esta situación, la hemos normalizado, pero eso no la hace menos peligrosa ni para los pacientes ni para los que dejamos de dormir.

La medicina es una profesión especialmente estresante, en la que un fallo se puede pagar de la peor forma posible. En neurocirugía, un error de un milímetro puede cambiar una vida para siempre. Pasamos años aprendiendo a movernos por los corredores más delicados del cerebro, pero nadie nos enseña a manejar la carga mental que eso implica.

Cuando por fin terminé mi formación y me convertí en neurocirujano, un sueño que anhelaba desde la infancia, mi estado de salud era alarmante. Sobrepeso, mala alimentación, poca masa muscular, mal descanso y estrés crónico. Había dejado de escuchar por completo a mi cuerpo. Todo se materializó el día que decidí hacerme una analítica completa. Mi hígado acumulaba grasa. Mis riñones filtraban con dificultad. Mis niveles de glucosa estaban al borde de la diabetes. Mi sistema inmunológico mostraba signos de debilidad y mis arterias parecían avanzar a toda velocidad hacia la obstrucción irreparable. Ese fue el verdadero punto de inflexión.

Sabía que la medicina debía tener respuestas. Y también sabía que el cuerpo humano es extraordinariamente resistente, pero todo tiene un límite. Así que, con el mayor rigor científico posible, empecé a investigar cómo revertir el daño que yo mismo había generado. Para mi sorpresa, la información estaba ahí. Décadas de investigación que explicaban cómo prevenir e incluso revertir muchos de estos procesos. Unos conocimientos que, por algún motivo, no forman parte del núcleo de la enseñanza médica.

Comprendí entonces que muchas enfermedades que llamamos «crónicas» o «incurables» no son más que la expresión de abusos mantenidos en el tiempo. Y que el abordaje habitual, medicar para esconder los síntomas y esperar a que empeore para añadir más medicación, es profundamente insostenible. Descubrí que la diabetes tipo 2 puede revertirse con nutrición y ejercicio adecuados. Que la presión arterial puede normalizarse al mejorar la resistencia a la insulina y la eficiencia metabólica. Que el alzhéimer no aparece de la noche a la mañana y puede prevenirse si actuamos a tiempo. Empecé a cuestionar el concepto de «enfermedades asociadas al envejecimiento». Si envejecer fuera un proceso uniforme, todos envejeceríamos igual. Pero es evidente que todos lo hacemos a diferentes velocidades; estoy seguro de que has conocido a alguien de noventa años que vive la vida de una persona treinta años menor y de que, por desgracia, también conoces a alguien que vive el escenario contrario.

Eso solo puede significar una cosa: el envejecimiento es modificable. Existe una fórmula para seguir cumpliendo años sin que nuestro cuerpo pierda sus funciones, contamos con un amplio arsenal de medidas que podemos tomar para luchar activamente contra el envejecimiento. Dicho de otro modo, envejecer no tiene por qué ser ese proceso pasivo en el que esperamos con tristeza a que la vitalidad escape de nuestro cuerpo. El envejecimiento a nivel celular es una enfermedad, la más importante de este siglo y una en la que debemos emplear todos nuestros recursos como especie para curarla al fin.

Uno de los aspectos que siempre me diferenció de muchos colegas fue mi pasión por la tecnología y la informática. Siempre me fascinó entender el funcionamiento de las máquinas que nos rodean y encontrar formas novedosas de utilizarlas. La llegada de la inteligencia artificial abrió un nuevo universo de posibilidades, un mundo en el que la mayoría de los médicos entrarían con reticencia y cautela. En mi caso, intuitivamente, sería el primero en saltar a lo desconocido para encontrar cientos de herramientas que me permitirían aumentar de manera exponencial los beneficios que puedo ofrecer a mis pacientes. Herramientas como el análisis de imágenes médicas e información que ningún humano, sin importar sus capacidades individuales y sus años de experiencia, es capaz de procesar. En cuestión de segundos, la IA puede evaluar miles de variaciones y compararlas con una base de datos de millones de otras imágenes similares. El resultado es realmente espectacular. Gracias a la IA, se puede evaluar el tamaño de cada una de las más de trescientas áreas individuales de nuestro cerebro con precisión submilimétrica, calcular si alguna de ellas se está deteriorando a un ritmo más rápido del que debería e interpretar cuál es nuestro riesgo específico de desarrollar enfermedades como el alzhéimer, el párkinson y otros tipos de demencia. También se puede mirar dentro de las arterias que transportan la sangre a nuestro corazón y calcular el volumen, la distribución y la composición de todos los depósitos de grasa que obstruyen el flujo normal de sangre y causan los infartos. A ese análisis le sigue una predicción del riesgo de muerte por ataque al corazón, que en alguna ocasión es tan alto que he podido tratar el infarto y volver a abrir una arteria que estaba a semanas de cerrarse antes de que el paciente presentara el primer síntoma.

¿Sabías que el cáncer de pulmón está entre las tres principales causas de muerte a escala global? Sin embargo, en la mayoría de los sistemas de salud, no existe ninguna prueba para luchar contra él. Hoy en día, un modelo de inteligencia artificial nos permite evaluar imágenes pulmonares y predecir con una exactitud del 80 % la aparición en los próximos años de un cáncer en una zona específica del pulmón. Al conocer esta amenaza, podemos detectarlo y eliminarlo cuando apenas es una estructura milimétrica, y no cuando se ha extendido por el resto del cuerpo.

Todos estos son solo algunos de los ejemplos de cómo la inteligencia artificial ya ha cambiado la forma de ejercer la medicina. Y es solo el principio, el futuro se presenta verdaderamente emocionante. O al menos a mí me emociona ver este nuevo abanico de posibilidades, porque, viniendo de donde vengo, soy muy consciente de que la medicina tradicional hace mucho, pero no todo lo que podría. Solo por el hecho de que el sistema esté diseñado de una forma, no significa que debamos aceptarlo sin más; por eso decidí cambiar para siempre la manera en la que ejerzo mi profesión. Dejé de enfocarme en reparar el daño cuando ya era demasiado tarde y empecé a ayudar a las personas a detectar a tiempo los problemas de salud que podrían amenazar su futuro y a tomar todas las medidas posibles para que nunca lleguen a materializarse.

Este fue el nacimiento de mi nuevo propósito: llevar la medicina de la longevidad a la vida diaria de las personas. Y es también la razón por la que escribo este libro, para que más personas como tú descubran que hay mucho más que pueden hacer por su salud y que tienen el poder de tomar el control.

Bibliografía del bloque 1

A través de los siguientes QR puedes acceder a una completa bibliografía con artículos científicos descargables e información ampliada de los capítulos del libro:

¿Qué hace un neurocirujano en un sitio como este?

La medicina del futuro, hoy

Envejecer no es lo que crees

Descubrimientos clave que cambiaron mi forma de entender la salud

Bloque 2
Los grandes enemigos de tu longevidad

El asesino silencioso. La aterosclerosis y las enfermedades cardiovasculares

El motivo por el que he decidido comenzar esta sección hablando de la enfermedad cardiovascular no es solo porque sea la principal causa de muerte en el mundo, sino porque, de todos nuestros enemigos biológicos, es el único que hoy podríamos casi erradicar con las herramientas que ya tenemos disponibles. Y no, no es una exageración. La enfermedad cardiovascular representa el mayor fracaso de la medicina moderna. Durante décadas hemos sido extraordinariamente eficaces a la hora de tratar infartos, colocar *stents* y salvar vidas en el último momento. Pero hemos fallado de forma sistemática en evitar que la enfermedad se desarrolle en primer lugar.

La acumulación progresiva de placas de grasa en el interior de las arterias, un proceso lento y silencioso, es el factor individual que más muertes causa en el mundo. Los infartos de miocardio, los accidentes cerebrovasculares, la insuficiencia renal e incluso muchas formas de demencia comparten un mismo origen, el daño progresivo de nuestros vasos sanguíneos. Cuando sumamos todas estas consecuencias, la enfermedad cardiovascular es responsable de alrededor del 30 % de todas las muertes globales. Ningún otro proceso biológico se le acerca. Lo más inquietante es que esta enfermedad no aparece de forma repentina. No es un evento imprevisible ni un accidente del destino. Es el resultado de un proceso que se desarrolla durante décadas, sin apenas mostrar síntomas, mientras las arterias se deterioran lentamente desde el interior.

Para entender por qué ocurre esto, primero debemos comprender qué sucede realmente en la pared arterial, y me esforzaré al máximo para que esto no se parezca a un texto de biología. Las arterias son los conductos que transportan la sangre rica en oxígeno desde el corazón hasta todos los tejidos del cuerpo, a diferencia de las venas, que llevan sangre desde los tejidos de vuelta al corazón. Están formadas por varias capas, cada una con una función específica. La más interna es el endotelio, una fina capa de células que está en contacto directo con la sangre. Puedes imaginarla como un tapizado delicado que recubre el interior de una tubería. Esta capa cumple una función crítica: mantener la sangre circulando por donde debe y evitar que sus componentes se filtren hacia la pared arterial. Cada célula está unida a la siguiente mediante un «sellado» molecular extremadamente preciso. Cuando este sistema funciona bien, las arterias son flexibles y resistentes, y solo permiten la salida de las sustancias que queremos que salgan. A continuación, encontramos la capa muscular, formada por un tipo especial de músculo capaz de contraerse o relajarse para regular el diámetro del vaso y, con ello, el flujo de sangre hacia cada órgano. Finalmente, la capa más externa, llamada adventicia, actúa como una envoltura protectora que proporciona soporte estructural.

El depósito de las partículas de grasa en las paredes de la arteria puede ocurrir en cualquiera de las tuberías que transportan sangre a los órganos de nuestra anatomía, pero hay dos en particular que son especialmente sensibles a esta enfermedad. Se trata de los órganos más importantes del cuerpo: el cerebro y el corazón.

Un infarto no es más que la muerte de una porción de un órgano como consecuencia de la falta de riego sanguíneo de este. Puede suceder en cualquier órgano del cuerpo, como los huesos, el intestino o el pulmón. Pero los que todos conocemos son los del corazón y el cerebro por sus terribles consecuencias, muchas veces irreparables. Existen dos motivos principales por los que el corazón y el cerebro son los órganos más afectados:

- **Funcionalidad.** En estos órganos, cada centímetro cúbico de tejido funcional cumple un trabajo irremplazable. Si muere una zona del hígado, del pulmón o del riñón, el resto del órgano sano puede asumir las tareas de la parte que ha dejado de funcionar. Sin embargo, si perdemos una parte del cerebro, es posible que dejemos de hablar, de movernos o de pensar. Y lo mismo ocurre en el corazón, porque, si una parte ya no es capaz de contraerse, pierde por completo la eficiencia para bombear sangre y las consecuencias son devastadoras.
- **Anatomía arterial.** Las arterias que van al cerebro y al corazón son de muy pequeño calibre —menor que el de la punta de un lápiz promedio—, y además son órganos que no tienen conexiones colaterales. Es decir, toda la sangre que entra al sistema lo hace por un solo punto de entrada; si ese punto único se obstruye, las consecuencias son también catastróficas.

Para que la enfermedad cardiovascular se desarrolle, deben darse tres eventos bien definidos dentro de las arterias. Cuando los entiendes, la prevención deja de ser una idea abstracta y se convierte en una estrategia concreta. ¿Cuáles son?

Primero, debe existir un número elevado de partículas pequeñas circulando en la sangre con capacidad para atravesar la pared arterial y quedar atrapadas en este compartimento. Segundo, debe existir un daño en la capa interna de la arteria, el endotelio, que facilite esa filtración. Y tercero, debe activarse un proceso inflamatorio contra ese material extraño que ha escapado del interior del vaso sanguíneo.

EL ETERNO E INNECESARIO DEBATE SOBRE EL COLESTEROL

Durante décadas se ha hablado del «colesterol bueno» y el «colesterol malo» como si se tratara de entidades con voluntad propia. Pero el colesterol no es ni bueno ni malo. Es una molécula química esencial para la vida, necesaria para formar membranas celulares, hormonas y múltiples estructuras del organismo. El problema no es el colesterol en sí, sino cómo se transporta por la sangre y dónde termina.

Al ser una grasa, el colesterol no puede circular libremente en un medio acuoso como la sangre. Para resolver este problema, la evolución desarrolló proteínas especializadas que actúan como vehículos de transporte. Estas estructuras se llaman lipoproteínas, y su importancia para nuestra longevidad es enorme. El llamado «colesterol malo» no es más que colesterol y otras grasas transportadas por una lipoproteína que contiene una proteína estructural llamada ApoB. El llamado «colesterol bueno» son esas mismas grasas, pero transportadas por lipoproteínas que contienen ApoA1. Así pues, la diferencia no está en la grasa que transportan, sino en el comportamiento de la partícula completa.

Las partículas LDL (con ApoB) llevan colesterol desde el hígado hasta los tejidos, donde puede ser utilizado por las células. Las partículas HDL (con ApoA1) realizan el camino inverso: recogen colesterol de los tejidos y lo devuelven al hígado, donde se utiliza, entre otras cosas, para fabricar la bilis. De aquí surge parte del efecto protector del HDL.

Pero hay una diferencia todavía más importante: las partículas HDL no se quedan atascadas en la pared arterial, mientras que las partículas LDL sí. Cuando una partícula LDL atraviesa la pared arterial y queda retenida en su interior, sufre un proceso llamado oxidación. Esta modificación química cambia por completo su comportamiento biológico. El sistema inmunológico reconoce esa LDL oxidada como una amenaza, de forma muy similar a como reaccionaría frente a una bacteria. Se activan células defensivas y se inicia una respuesta inflamatoria local.

Cuantas más partículas con ApoB circulan por la sangre, mayor es la probabilidad de que alguna atraviese el endotelio y quede atrapada. Simplemente por una cuestión probabilística.

Imagina una tubería por la que circulan pelotas de golf a gran velocidad. En sus paredes hay pequeños orificios del tamaño exacto de esas pelotas. Cuantas más pelotas circulen, más probabilidades hay de que alguna acabe saliendo por uno de esos agujeros. Lo mismo ocurre en nuestras arterias.

Por eso, la intervención más importante que podemos hacer para prevenir la enfermedad cardiovascular es reducir al mínimo posible el número de partículas con ApoB circulando en la sangre. La evidencia científica que sustenta esta afirmación es tan abrumadora que podemos decir, sin temor a equivocarnos, que es un tema en el que el debate no tiene cabida.

Causa necesaria y causa suficiente

En medicina, cuando intentamos establecer el origen de una enfermedad, utilizamos los conceptos de causas necesarias y causas suficientes.

El tabaco, por ejemplo, aumenta de forma clara el riesgo de cáncer de pulmón, pero no todas las personas que fuman desarrollan la enfermedad. No es una causa suficiente. Y tampoco es una causa necesaria, ya que existen personas con cáncer de pulmón que nunca han fumado. Esto quiere decir que, aunque sabemos que el tabaco tiene mucho que ver con el cáncer de pulmón, existen otros factores que juegan un papel importante en el desarrollo de la enfermedad. Eliminar el tabaco sin duda ayudaría a disminuir los casos, pero la dolencia seguiría existiendo.

En la enfermedad cardiovascular ocurre algo distinto, ya que la presencia de partículas de ApoB en la pared arterial probablemente no sea una causa suficiente, pero sí estamos del todo seguros de que es una causa necesaria para su desarrollo. Es decir, si nos aseguramos de mantener un nivel de ApoB lo bastante bajo, podemos casi erradicar esta enfermedad como la causa principal de muerte en el planeta.

El daño endotelial: cuando la barrera falla

El endotelio es una estructura fascinante y absolutamente crucial para nuestra vida. Está formado por una sola capa de células especializadas que regula el comportamiento de nuestros vasos sanguíneos, una de sus funciones es mantener dentro de los vasos sanguíneos todo lo que debe permanecer en su interior y permitir tan solo el intercambio controlado de determinadas sustancias con los tejidos. Estas células, casi completamente planas, encajan entre sí como las piezas de un puzle y crean un sellado casi perfecto. En condiciones normales, esta barrera solo puede atravesarse cuando existen señales biológicas muy precisas.

Cuando un estímulo externo daña estas células tan delicadas, se forma una brecha en la pared arterial. Por esas zonas debilitadas pueden filtrarse partículas que circulan por la sangre y alojarse en las paredes, haciéndolas más gruesas y obstruyendo el flujo de sangre.

¿Cómo se daña el endotelio?

Los enemigos más conocidos del endotelio son el tabaco y la presión arterial elevada.

El tabaco contiene innumerables sustancias directamente tóxicas para la célula endotelial. Estas toxinas alteran las uniones entre células y debilitan ese sellado tan preciso. Es como si empezaran a aparecer poros cada vez más grandes en la pared de la arteria, que facilitan el paso de partículas que antes no podían atravesarla. La presión arterial elevada daña el endotelio de una forma distinta, más mecánica. Cuando la sangre circula a mayor presión, ejerce una fricción constante sobre la pared arterial. Con el tiempo, este roce desgasta progresivamente las células endoteliales, del mismo modo que un río acaba excavando su cauce en la roca. Además, la sangre a mayor presión fluye con más velocidad. Las partículas de colesterol chocan contra la pared con más energía y, como es lógico, aumenta la probabilidad de que atraviesen la barrera endotelial.

Existe otro enemigo del endotelio mucho menos conocido, pero igual de importante y que actúa en silencio. En el interior de nuestras células, cada segundo se activan miles de reacciones moleculares con el objetivo de mantener el delicado equilibrio de la vida. Una de ellas es el ciclo de la metionina, un aminoácido esencial que obtenemos de las proteínas de la dieta. De este ciclo surge una molécula intermedia llamada homocisteína, que no tiene ninguna función útil en el organismo. Es un subproducto metabólico que debe ser transformado rápidamente para evitar daños. En condiciones normales, esto ocurre gracias a un engranaje enzimático muy preciso que depende de tres vitaminas clave: B6, ácido fólico (B9) y B12. Gracias a estas vitaminas, la homocisteína puede reciclarse para transformarse de nuevo en metionina o desviarse hacia la producción de cisteína y glutatión, uno de los antioxidantes más potentes del organismo.

Las dietas pobres en verduras y legumbres, las mutaciones en el gen MTHFR o los déficits de vitaminas del grupo B pueden impedir la correcta eliminación de la homocisteína. Cuando esto ocurre, comienza a acumularse en la sangre. La homocisteína elevada, una situación presente en el 80 % de mis pacientes sanos, es directamente tóxica para el sistema cardiovascular. Daña el endotelio, aumenta la producción de radicales libres y reduce la disponibilidad de óxido nítrico, una molécula fundamental para la relajación de los vasos sanguíneos y el control de la presión arterial.

Esta combinación transforma lentamente una arteria sana en una arteria rígida, inflamada y vulnerable. Además, la homocisteína favorece la oxidación de las partículas LDL, lo que agrava el problema inicial desde varios frentes.

LA INFLAMACIÓN

Entre el endotelio y la capa muscular de la arteria habitan células especializadas del sistema inmunológico llamadas macrófagos. Su función es la de auténticos inspectores de aduanas: vigilan ese espacio intermedio y destruyen cualquier sustancia que no deba estar allí. Cuando una partícula con ApoB queda atrapada en la pared arterial y se oxida, los macrófagos la identifican como una amenaza. Intentan eliminarla engulléndola. El problema es que estas partículas son difíciles de degradar. Con el tiempo, los macrófagos se llenan de lípidos que no consiguen destruir. Entonces su aspecto cambia: se hinchan, adquieren un tono amarillento y, al microscopio, parecen llenos de espuma. Así nacen las llamadas células espumosas. Estas se acumulan, liberan más sustancias inflamatorias y radicales libres y atraen a nuevas células del sistema inmune. Lo que empezó como una pequeña filtración se convierte en un foco inflamatorio persistente dentro de la pared arterial.

Ante una inflamación que no consigue resolver, el organismo opta por la segunda mejor estrategia: intentar aislarla. Aparecen los fibroblastos, células encargadas de producir colágeno, la principal proteína estructural del cuerpo. Su objetivo es encapsular el foco inflamatorio y separarlo del resto del tejido formando una capa fibrosa sobre la placa. Este proceso tiene una intención reparadora, pero añade un coste: a medida que la placa crece, va estrechando de forma progresiva el interior de la arteria y reduce el flujo de sangre. Del mismo modo, este proceso es extremadamente lento y puede desarrollarse durante décadas sin causar síntomas. El primer aviso suele aparecer cuando la obstrucción supera aproximadamente el 70 %.

En reposo, el corazón puede funcionar con normalidad. Pero al exigirle un poco más —por ejemplo, al subir unas escaleras—, necesita más oxígeno. La arteria, incapaz de dilatarse lo suficiente, no puede aportarlo. El resultado es un dolor opresivo en el pecho que aparece con el esfuerzo y desaparece con el descanso; en medicina lo llamamos una angina de esfuerzo y es un signo muy evidente de que el corazón está sufriendo. Muchas personas viven así durante años, limitando de forma inconsciente su actividad física, sin saber que su corazón está funcionando al límite de lo que permite su riego sanguíneo.

La rotura de la placa

Durante años, la inflamación persistente debilita la cubierta fibrosa desde dentro. Los macrófagos liberan enzimas y radicales libres que erosionan esa capa protectora. Así se forman dos tipos de placa:

- Las placas estables, con una cubierta gruesa rica en colágeno, pueden permanecer años sin causar eventos graves.
- Las placas inestables, en cambio, tienen una cubierta muy fina y un núcleo blando cargado de lípidos e inflamación. Son auténticas bombas biológicas.

Ante un aumento transitorio de la presión arterial, como puede ocurrir durante una discusión acalorada, esta cubierta frágil puede romperse. El contenido altamente inflamatorio entra en contacto directo con la sangre. El organismo interpreta esto como una herida grave y activa de inmediato la cascada de la coagulación. Las plaquetas se adhieren al lugar de la rotura y forman un tapón que, en cuestión de minutos, puede ocluir completamente la arteria. Es en ese momento cuando aparece el dolor súbito en el pecho y que viaja hasta el hombro izquierdo: el infarto.

Casi la mitad de las personas que sufren esta cadena de eventos altamente prevenible no sobrevive para contarlo. Cada año, cerca de dieciocho millones de personas mueren por enfermedad cardiovascular. Aproximadamente una de cada tres muertes en el mundo se debe a un proceso que entendemos con enorme precisión, que sabemos cómo prevenir y que, sin embargo, seguimos permitiendo que ocurra.

¿Cómo disminuir mi riesgo cardiovascular?

Conviene empezar desmontando una idea que circula con demasiada fuerza en las redes sociales: no existe ninguna conspiración entre los médicos y las farmacéuticas para disminuir artificialmente los límites del colesterol con el único objetivo de vender más medicación. ¿Han bajado los puntos de corte con el paso de los años? Sí. ¿La razón? Es simple: los datos lo avalan.

La ciencia funciona así. Se realizan nuevos estudios, con mejores herramientas y fármacos más precisos, y se observa qué ocurre. Y lo que observamos de forma consistente es que las personas con niveles más bajos de LDL y ApoB tienen menos infartos e ictus y viven más tiempo. En ciencia no mandan las opiniones, mandan los datos. Pueden gustarnos más o menos, pero no desaparecen porque nos incomoden. Cuanto más bajo, menos riesgo, aunque no de forma infinita.

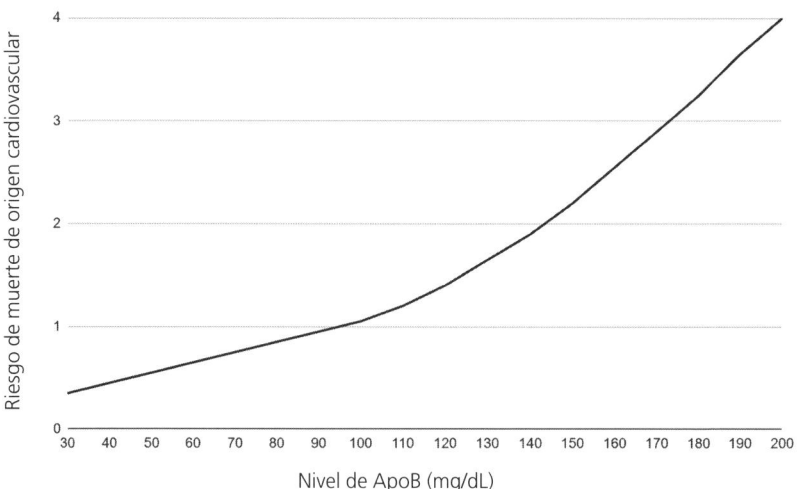

La relación entre la ApoB y el riesgo cardiovascular es directa pero no lineal. Cuando observamos esta relación en una gráfica, vemos que el mayor beneficio se obtiene en la primera parte de la curva. Reducir la ApoB desde valores altos, por encima de 120 mg/dL, hasta rangos moderados, alrededor de 70-80 mg/dL, produce una caída muy marcada del riesgo. En ese tramo, cada pequeña reducción importa. Menos partículas circulando significa menos probabilidades de que se inicie una nueva lesión en la pared arterial. A medida que la ApoB sigue bajando, la pendiente se suaviza. Por debajo de 60 mg/dL, los beneficios adicionales existen, pero son más discretos. Y cuando alcanzamos valores cercanos a 40 mg/dL, prácticamente no quedan partículas suficientes para sostener la formación de nuevas placas. Es a partir de este punto cuando en realidad no existe un beneficio adicional en seguir bajando los niveles de ApoB.

El mito del colesterol demasiado bajo

Una preocupación frecuente es que reducir demasiado el colesterol pueda afectar al cerebro o a la producción hormonal. Esta idea nace de una confusión fundamental. El colesterol que medimos en la sangre no es el colesterol que utilizan las células para cumplir sus tareas. El cerebro, las glándulas suprarrenales, los ovarios o los testículos fabrican su propio colesterol localmente. No dependen del colesterol circulante para mantener sus funciones.

Cada célula del organismo posee la maquinaria necesaria para producir todo el colesterol que necesita. El colesterol transportado por las partículas LDL representa menos del 7 % del colesterol total del cuerpo. Por tanto, reducir el colesterol en sangre no compromete la producción hormonal ni la función cerebral, son procesos metabólicamente independientes. De hecho, el colesterol es tan importante para el cerebro que tiene su propio transportador de colesterol, el sistema del ApoE, como veremos en el capítulo de enfermedades neurodegenerativas.

Por qué el colesterol sube con la edad

Durante la infancia y la adolescencia, cuando el cerebro se desarrolla y la demanda hormonal es máxima, los niveles medios de LDL rondan los 60 mg/dL. A partir de los treinta años, los niveles comienzan a aumentar de forma casi universal. No porque el cuerpo necesite más colesterol, sino porque pierde la capacidad de eliminarlo con eficiencia. El encargado de regular este proceso es el hígado, a través de una estructura que llamamos «receptor de LDL». Este receptor capta las partículas que circulan en la sangre para reutilizarlas o eliminarlas por la bilis.

Nuestro estilo de vida poco saludable, caracterizado por el sedentarismo, la inflamación crónica y el exceso calórico, hace que las células hepáticas se llenen de grasa. Un hígado saturado de grasa reduce la expresión de receptores de LDL, pues no tiene capacidad de absorber más colesterol. El resultado es sencillo: menos captación, más partículas circulando y un aumento progresivo de ApoB con la edad.

Así pues, no es que produzcamos más colesterol. Es que lo reciclamos peor.

DIETA, TRIGLICÉRIDOS Y APOB

Reducir la ingesta de alimentos ricos en colesterol, como los huevos, no disminuye el colesterol en sangre; de la misma forma, aumentar su consumo no incrementa los niveles de colesterol. Este es uno de los mitos más persistentes, incluso entre profesionales sanitarios. La dieta sí puede modificar los niveles de LDL y ApoB, pero lo hace de forma indirecta, principalmente a través de los triglicéridos, que son la forma en que el cuerpo almacena el exceso de energía. Cuando sobran calorías, en especial de hidratos de carbono y grasas saturadas, el organismo las convierte en triglicéridos.

Como cualquier grasa, los triglicéridos necesitan una lipoproteína para viajar por la sangre. También utilizan la ApoB.

Podemos imaginar la ApoB como un autobús. Cuando los triglicéridos son bajos, el autobús transporta sobre todo colesterol. Cuando los triglicéridos aumentan, empiezan a ocupar más asientos. El cuerpo responde fabricando más autobuses, es decir, más partículas ApoB.

Aunque el número de partículas de colesterol no aumente, el daño arterial sí que lo hace, porque lo que se queda atrapado en la pared no son las partículas de colesterol, son los autobuses. Por eso, las estrategias dietéticas eficaces se centran en:

- Reducir el exceso calórico total.
- Disminuir los hidratos simples y la resistencia a la insulina.
- Limitar las grasas saturadas y priorizar las grasas saludables, como el aceite de oliva.

En personas con obesidad o resistencia a la insulina, estos cambios pueden reducir la ApoB de forma significativa. En personas delgadas, activas y con buena alimentación, una ApoB elevada suele tener un componente genético importante y la dieta por sí sola tendrá un impacto limitado.

FARMACOLOGÍA: HERRAMIENTAS, NO ENEMIGOS

Cuando el estilo de vida no es suficiente, no debemos temer a la farmacología. Obviamente, cuantos menos fármacos necesite una persona, mejor, pero demonizar la medicación es tan erróneo como abusar de ella. Cada fármaco es una herramienta. Bien utilizada, puede salvar vidas.

Las estatinas han demostrado durante más de treinta años una reducción clara del riesgo de infarto y accidente cerebrovascular. Actúan bloqueando la enzima que produce el colesterol en el hígado, al reducir la producción interna de colesterol y aumentar la cantidad de receptores de LDL que captan las partículas ApoB de la sangre. Con ello, se consigue una disminución significativa del número de partículas que dañan las arterias. Sin embargo, su uso no está exento de efectos secundarios. Con frecuencia pueden causar dolor o debilidad muscular, relacionados con una menor producción de coenzima Q10, e incluso aumentar ligeramente la resistencia a la insulina y el riesgo de diabetes tipo 2. Algunos estudios han explorado una posible asociación con alteraciones cognitivas o mayor riesgo de alzhéimer, aunque la evidencia sigue siendo limitada y poco concluyente.

Aun así, el balance global es claro: el peligro de mantener una ApoB elevada supera con creces los efectos adversos potenciales de las estatinas. En términos de riesgo cardiovascular, vivir con exceso de partículas aterogénicas es mucho más dañino que los efectos secundarios del tratamiento. Por suerte, hoy tenemos otros tratamientos que pueden aportar el mismo beneficio con un perfil de seguridad mucho más favorable, pero si por algún motivo hay que decidir entre tomar una estatina o tener un APOB demasiado alto, la estatina es, sin lugar a dudas, la opción de menor riesgo.

Entre las opciones farmacológicas diferentes a las estatinas destacan tres grupos de fármacos, cada uno con sus ventajas y desventajas:

- La ezetimiba actúa en el intestino, bloqueando la absorción de colesterol de los alimentos y la bilis. Su efecto es menos potente, por lo que se utiliza en personas en las que no es necesaria una reducción dramática de ApoB o en combinación con otros fármacos. Además, tiene un efecto neuroprotector en numerosos estudios lo que la convierte en un fármaco ideal para la longevidad.
- El ácido bempedoico es un fármaco más reciente que, al igual que las estatinas, inhibe la producción de colesterol en el hígado, con la ventaja de actuar solo en este órgano y no en el músculo. Su efecto reduce el colesterol LDL entre un 20 y un 30 % y mejora el control metabólico en personas con resistencia a la insulina. Se trata de un fármaco de primer nivel con todas las ventajas de las estatinas sin presentar efectos secundarios significativos.

- Por último, los inhibidores de PCSK9 representan la nueva generación. Son moléculas especializadas que impiden que el hígado destruya sus receptores de LDL, aumentando su capacidad para limpiar la sangre de partículas ApoB. Su efecto es profundo y sostenido, y alcanza reducciones del LDL de hasta un 60 % sin dañar el músculo ni alterar la glucosa. Estas terapias marcan el futuro de la prevención cardiovascular avanzada. El principal inconveniente es su precio elevado, pero se espera que en los próximos años, al caducar las patentes, el precio se reduzca de manera muy sustancial.

Podemos ver que la enfermedad cardiovascular no es un accidente imprevisible. Es la consecuencia lógica de un proceso que hoy entendemos con enorme precisión. Sabemos cómo se forma una placa, cómo se inflama una arteria y qué la debilita hasta romperla. Y, lo más importante, sabemos cómo evitarlo. Tenemos la ciencia, los datos y las herramientas. La única diferencia entre enfermar o no hacerlo es cuándo decidimos actuar. Si esta información estuviese más presente en la mente de las personas y de sus médicos de cabecera, podríamos eliminar este capítulo del libro de la misma forma que los estudiantes de medicina solo hemos escuchado hablar de la viruela como una terrible enfermedad del pasado.

El ladrón de recuerdos. El alzhéimer y las demencias

Pocas cosas nos asustan más que dejar de ser quienes somos. Perder nuestros recuerdos, dejar de reconocer a nuestra familia y convertirnos en una fuente de sufrimiento para las personas que más queremos. El alzhéimer es, sin duda, una de las enfermedades más duras asociadas al envejecimiento, con consecuencias devastadoras tanto para el individuo como para su entorno.

A diferencia de la enfermedad cardiovascular, en la que podemos describir una cadena relativamente lineal de eventos y atacarla con estrategias muy directas, el alzhéimer se parece más a una red. Una malla de factores interconectados que, cuando se acumulan, aumentan el riesgo de que el sistema falle. Por eso no es tan sencillo de prevenir ni de tratar cuando ya está establecido. Pero eso no significa que estemos indefensos ante esta terrible enfermedad.

BETA-AMILOIDE Y TOXICIDAD NEURONAL

Una de las piezas más estudiadas es la proteína beta-amiloide, presente en el cerebro y relacionada con funciones fisiológicas normales como la comunicación entre neuronas, el metabolismo cerebral y los procesos de crecimiento y reparación. Pero, cuando esta proteína se produce en exceso o se altera el equilibrio dentro de las neuronas, desarrolla una tendencia a agruparse con otras partículas de beta-amiloide. Esto genera un efecto bola de nieve: cuanto más beta-amiloide hay, más fácil es que se aglomere, y esas estructuras acumuladas se vuelven tóxicas para la neurona, impiden su correcto funcionamiento y, con el tiempo, lleva a la muerte neuronal.

La aglomeración de beta-amiloide es casi siempre el desenlace final, pero, antes de llegar ahí, hay diferentes caminos que pueden empujar a las neuronas a ese estado sobre los que podemos actuar.

ApoE, EL TRANSPORTADOR DE COLESTEROL CEREBRAL

Uno de los factores mejor estudiados es la genética, especialmente el gen ApoE, implicado en el transporte de lípidos en el cerebro. Aquí es normal que te suene el nombre: en el capítulo anterior hablamos de ApoB, que participa en el transporte de lípidos en sangre. ApoE cumple un papel similar, el de transportar las grasas dentro del cerebro, pero sin interactuar con el sistema de ApoB en la sangre. El cerebro necesita tanto colesterol para funcionar que ha evolucionado su propio sistema de gestión.

Existen tres variantes del gen ApoE: 2, 3 y 4. Cada persona hereda una copia de cada progenitor, por lo que cada uno de nosotros tiene dos copias.

- ApoE2 es un gen que confiere protección.
- ApoE3 es el perfil más frecuente y se considera intermedio.
- ApoE4 se asocia a un aumento del riesgo.

Las diferentes combinaciones de estos genes nos dan un perfil de riesgo de enfermedad de Alzheimer completamente predecible, que va desde el ApoE 2/2 con un riesgo del 1,5 % hasta el ApoE 4/4 con un riesgo de cerca del 55 % de desarrollar la enfermedad. Conocer nuestra genética respecto a este gen nos permite saber cuáles son nuestras cartas iniciales en esta partida de póquer para conservar nuestro cerebro, y, aunque no las podemos cambiar, sí podemos generar una estrategia al respecto.

Muchos os estaréis preguntando: ¿de qué me sirve conocer esta información? Solo me va a generar ansiedad por saber que voy a padecer una enfermedad terrible e incurable. Es una reacción comprensible. El alzhéimer sigue siendo una enfermedad sin tratamiento, definitiva cuando ya se ha establecido un daño estructural relevante. Pero lo que la mayoría de las personas desconocen, incluyendo a muchos médicos, es que, en una proporción significativa de casos, el alzhéimer se puede prevenir o al menos retrasar, porque su desarrollo depende de múltiples factores modificables, no de un único interruptor.

La genética te da una probabilidad, no una sentencia. Y la ventaja es que podemos reducir esa probabilidad con nuestras acciones diarias. Cuanto antes empecemos a formular nuestra estrategia, mejores serán los resultados. Por eso este capítulo está centrado en todas las tácticas que podemos utilizar para disminuir nuestro riesgo individual de desarrollar la enfermedad o, dicho de otra forma, en crear nuestro protocolo de neuroprotección avanzado.

TÁCTICAS PARA REDUCIR EL RIESGO DE APARICIÓN DEL ALZHÉIMER

Ejercicio físico: la conexión músculo-cerebro

A primera vista, el músculo y el cerebro parecen mundos separados. Por eso mucha gente reacciona con incredulidad cuando afirmas que la masa muscular es una de las herramientas más potentes para proteger el cerebro frente al alzhéimer. Pero la evidencia es consistente, y cada vez entendemos mejor el mecanismo. Durante años se pensó que el músculo era solo un tejido contráctil cuyo objetivo era movernos del punto A al punto B. Hoy sabemos que el músculo actúa como un órgano endocrino: al contraerse, libera moléculas con efectos reales sobre otros órganos, incluido el cerebro.

Y aquí hay una diferencia crucial respecto a otras hormonas del cuerpo. No puedes aumentar tu testosterona o tus hormonas tiroideas «a voluntad». Sin embargo, con el músculo sí existe un control directo: la liberación de muchas de estas moléculas depende de la contracción muscular, es decir, del ejercicio.

Una de estas nuevas hormonas musculares es el BDNF, el factor neurotrófico derivado del cerebro. Su liberación aumenta con el ejercicio y tiene efectos extraordinarios:

* Favorece la neurogénesis (el nacimiento de nuevas neuronas), en especial en el hipocampo, una estructura clave para la memoria.
* Mejora la plasticidad sináptica, la capacidad de crear nuevas conexiones neurales para aprender, memorizar y adaptarnos a nuevas situaciones.
* Tiene un efecto sobre el estado de ánimo superior al de la mayoría de los antidepresivos.

Expresado en términos sencillos, es como activar un programa de mantenimiento, crecimiento y reparación cerebral.

Klotho, longevidad y cerebro

En 1997, un científico japonés estaba estudiando mutaciones genéticas que producían alteraciones cardiovasculares. Por una maravillosa coincidencia, comparable con el descubrimiento de la penicilina por Fleming al dejar una placa de Petri fuera de la nevera, se dio cuenta de que una de sus camadas de ratones parecía estar envejeciendo en cuestión de días, en lugar de meses, con una combinación de síntomas sorprendentes a las pocas semanas de nacer: detención del crecimiento, osteoporosis, enfisema pulmonar, calcificaciones en las arterias, pérdida de músculo (sarcopenia), infertilidad y una expectativa de vida menor a la mitad de la de un ratón normal. El grupo de investigadores descubrió que esta situación se debía a una mutación en un gen que nadie conocía hasta el momento. Este gen contenía las instrucciones para fabricar una proteína hasta entonces desconocida que se expresaba en el cerebro y en el riñón. En su siguiente experimento modificaron los ratones para expresar esta proteína en una cantidad superior a la normal y, como resultado, obtuvieron unos animales que vivían un 30 % más que cualquier otro ratón y mantenían una capacidad cognitiva y metabólica claramente superior. El grupo investigador estableció una analogía entre esta proteína y una de las tres moiras de la mitología griega, Cloto, la diosa encargada de hilar el carrete de la vida de todos los humanos. Llamar a esta proteína «klotho» fue una elección deliberada: el gen parecía literalmente determinar cuánto vas a vivir a nivel molecular. Su presencia mantenía la juventud; su ausencia desencadenaba el envejecimiento acelerado y la muerte temprana.

En humanos, klotho es una proteína producida sobre todo en el riñón y puede aumentar con el ejercicio, especialmente con el entrenamiento aeróbico sostenido. Sus efectos en el cerebro parecen sinérgicos con los del BDNF: favorece la plasticidad neuronal, contribuye a un entorno antiinflamatorio y se ha relacionado con mecanismos de limpieza y reciclaje de proteínas implicadas en neurodegeneración, como la beta-amiloide y la tau.

Existe una mutación en humanos en el gen klotho, llamada KL-VS, que confiere a los afortunados de tenerla una esperanza de vida superior (unos ocho a diez años por encima de la media), una función cognitiva y memoria prodigiosas y un menor riesgo de sufrir enfermedades cardiovasculares, neurodegenerativas y renales.

Actualmente, la forma más efectiva de aumentar los niveles de esta proteína casi mágica es a través de una rutina de entrenamiento combinado que incluya ejercicio de fuerza y ejercicio cardiovascular estructurado, en los que profundizaremos más en el capítulo sobre el ejercicio físico.

En los últimos años se han realizado varios estudios para evaluar el efecto de la administración de klotho como un fármaco inyectable. Los resultados son prometedores, ya que en uno de ellos, tan solo cuatro horas después de administrar una dosis de klotho en simios envejecidos, se observó una mejora significativa en las tareas cognitivas y de memoria que persistió durante veintitrés días.

Estoy convencido de que, dentro de no mucho tiempo, este será uno de los fármacos que más nos ayudarán a combatir enfermedades terribles como el alzhéimer o incluso a aumentar nuestras capacidades cognitivas. Pero hasta entonces ¡solo nos queda seguir entrenando!

La nutrición

En este ámbito tenemos dos armas muy potentes en la misión de mantener nuestro cerebro. La primera es la más evidente: lo que comemos. Personalmente suelo ser bastante renuente a hablar de tipos específicos de dieta, porque la mayoría de las veces solo sirven para crear tribus de culto a una forma de alimentación que está más basada en las emociones que en la ciencia. No tiene sentido entrar a discutir si la dieta carnívora es superior a la vegana o a la keto, porque la realidad es que ninguna es mejor que las demás. Cuando hablamos de protección cerebral, sin embargo, existen dos patrones de alimentación que destacan por la cantidad y la calidad de la evidencia científica, así que me veo obligado a mencionarlos.

En primer lugar, hay que destacar la dieta mediterránea, basada en los patrones de alimentación tradicionales del sur de Europa (España, Grecia e Italia). Se caracteriza por:

- aceite de oliva virgen extra como principal fuente de grasa
- verduras y frutas variadas
- legumbres y cereales integrales
- consumo frecuente de pescado y mariscos
- frutos secos y semillas
- consumo moderado de lácteos
- consumo moderado de vino tinto (opcional)
- bajo consumo de carnes rojas, procesados y azúcares

En segundo lugar, es necesario citar la dieta MIND (Mediterranean-DASH Intervention for Neurodegenerative Delay). Se basa en la dieta mediterránea, pero se han introducido algunas modificaciones para incorporar sobre todo alimentos que tengan efectos protectores (con evidencia científica) a nivel cerebral:

- No cualquier tipo de verduras, sino que hace énfasis en las de hoja verde ricas en antioxidantes (espinacas, acelgas, kale).
- No cualquier tipo de frutas, solo bayas (arándanos, frambuesas, frutos rojos).
- Una mayor restricción en cuanto al vino, al queso, los lácteos y las grasas saturadas (carnes rojas).

Ambos patrones se han asociado de forma consistente a una reducción del riesgo de alzhéimer y otras demencias de hasta un 30 % frente a los patrones alimentarios occidentales modernos.

Desde un punto de vista teórico, también tiene sentido, ya que estos alimentos son ricos en sustancias que sabemos que son beneficiosas para la salud cerebral (omega-3, grasas monoinsaturadas, polifenoles, antioxidantes, fibra, vitaminas de grupo B, folato, magnesio) y que además modulan otros sistemas del cuerpo que afectan de manera directa al funcionamiento del cerebro, principalmente la inflamación crónica y el daño microvascular cerebral.

El otro aspecto de la nutrición que está ganando cada día más importancia en el cuidado del cerebro es la salud metabólica. Lo discutiremos en detalle más adelante, pero de momento podemos adelantar que por salud metabólica nos referimos al correcto funcionamiento de los procesos que regulan la obtención, almacenamiento y utilización de energía en nuestro organismo. Implica mantener niveles normales de glucosa, insulina, lípidos, presión arterial y composición corporal sin necesidad de medicación.

Una persona metabólicamente sana puede generar energía celular sin provocar inflamación excesiva, estrés oxidativo ni alteraciones hormonales. Este equilibrio no solo previene las diabetes o la enfermedad cardiovascular, sino que protege de forma directa al cerebro.

El punto de partida de la disfunción metabólica es la resistencia a la insulina. En este estado, las células responden peor a la insulina y el páncreas se ve obligado a producir cada vez más para mantener la glucosa bajo control. Con el tiempo, este exceso de glucosa e insulina daña los vasos sanguíneos, aumenta la inflamación sistémica y altera la señalización neuronal. Este vínculo es tan fuerte que muchos investigadores se refieren al alzhéimer como la «diabetes tipo 3». La resistencia a la insulina cerebral parece desempeñar un papel central en los procesos iniciales de daño neuronal.

Las dos herramientas más potentes contra la resistencia a la insulina son:

- Controlar el consumo de hidratos de carbono, especialmente los de absorción rápida.
- El ejercicio físico regular, que aumenta el uso y almacenamiento adecuado de glucosa.

La salud metabólica es el terreno sobre el que se construye la salud cerebral. Cuando el metabolismo falla, el cerebro es uno de los primeros órganos en resentirse. Cuando aprendemos a mantener estables nuestros niveles de glucosa e insulina, a través de una alimentación adecuada y del ejercicio regular, favorecemos un entorno bioquímico que protege las neuronas, mejora la claridad mental y retrasa los procesos de envejecimiento cognitivo.

El sueño, el sistema de limpieza del cerebro

El sueño es uno de los procesos biológicos más determinantes para preservar la función cerebral y, paradójicamente, uno de los más infravalorados. Hoy sabemos que el sueño, lejos de lo que se pensaba, es un proceso activo, altamente organizado y esencial para la reparación neuronal, la memoria y el metabolismo cerebral.

Uno de los descubrimientos más relevantes de las últimas décadas es el de la existencia del sistema glinfático. Durante el sueño, sobre todo el sueño profundo, aparece un densa red de canales por los que circula el líquido cefalorraquídeo, que arrastra los residuos metabólicos acumulados durante el día. Es el equivalente cerebral al camión de la basura que pasa cada noche por tu barrio. No notas su existencia… hasta que deja de pasar. Cuando el sueño es insuficiente o fragmentado, este sistema pierde eficacia. Los desechos se acumulan silenciosamente y, a largo plazo, favorecen procesos neurodegenerativos.

El sueño se organiza en ciclos de unos noventa minutos. Las fases más relevantes para la protección cerebral son:

- **Sueño profundo**, cuando se consolidan los recuerdos y se reparan estructuras neuronales.
- **Sueño REM**, cuando se procesan las emociones, se refuerzan las conexiones sinápticas y se integran las experiencias.

Nuestro cerebro necesita dormir entre siete y ocho horas por noche, de las cuales entre noventa y ciento veinte minutos deberían dedicarse a la fase de sueño profundo y la misma cantidad a la fase de sueño REM (en el capítulo dedicado al sueño exploraremos en detalle este tema). Dormir menos de seis horas de forma crónica aumenta el cortisol, empeora la sensibilidad a la insulina y acelera los mismos procesos metabólicos que dañan el cerebro. Con la edad, el sueño se fragmenta y se pierde sueño profundo. Esto no es solo una consecuencia del envejecimiento, es uno de sus aceleradores.

Por último, las personas con sueño de mala calidad muestran una reducción más rápida del volumen del hipocampo (la estructura cerebral más importante para la memoria) y un mayor riesgo de deterioro cognitivo. Preservar el sueño es, probablemente, la intervención más rentable para proteger el cerebro.

FACTORES DE RIESGO CARDIOVASCULARES: EL MISMO ENEMIGO, UN ÓRGANO DISTINTO

Como regla general, todo lo que es bueno para el corazón también lo es para el cerebro. Ambos órganos son extraordinariamente exigentes a nivel energético. El cerebro, con solo un 2 % del peso corporal, consume alrededor del 20 % de las calorías. El corazón, con apenas un 0,5 % del peso, utiliza cerca del 10 %. Ambos dependen de un flujo abundante y continuo de oxígeno y nutrientes. Una mínima alteración puede causar daños irreversibles.

Además, el corazón y el cerebro se irrigan mediante arterias terminales de pequeño calibre. No existen vías alternativas eficaces. Una lesión pequeña en el hígado o el riñón puede ser compensada. En el cerebro o el corazón, cada estructura suele ser irremplazable. Por eso, todas las estrategias que hemos visto en el capítulo anterior para proteger el sistema cardiovascular se aplican también a la prevención de las enfermedades neurodegenerativas:

- reducir el LDL y el ApoB
- no fumar
- controlar la presión arterial
- mantener la sensibilidad a la insulina
- reducir la inflamación crónica

SUPLEMENTACIÓN Y OTRAS ESTRATEGIAS

En los últimos años, la investigación en neurociencia y longevidad ha permitido identificar una serie de intervenciones que, sin ser fármacos, cuentan con una base científica sólida para proteger el cerebro frente al envejecimiento y la aparición de enfermedades neurodegenerativas.

Conviene dejar algo claro desde el principio: no todos los suplementos son iguales. Muchos prometen beneficios que nunca han sido demostrados. Sin embargo, existen algunos compuestos con evidencia suficiente en ensayos clínicos y estudios longitudinales que justifican su uso como parte de una estrategia integral de prevención cognitiva.

Omega-3 (DHA y EPA)

Los ácidos grasos omega-3 desempeñan un papel central en la salud del sistema nervioso. El cerebro humano está compuesto en gran parte por grasa, y el DHA constituye más del 30 % de los ácidos grasos presentes en las membranas neuronales. Además de su función estructural, los omega-3 ejercen una potente acción antiinflamatoria y neuroprotectora. A través de la producción de resolvinas y protectinas, ayudan a reducir la microinflamación cerebral característica de las fases iniciales del deterioro cognitivo y del alzhéimer.

Diversos estudios han mostrado que los niveles elevados de DHA en sangre se asocian con un menor riesgo de alzhéimer, un mejor rendimiento cognitivo y un mayor volumen cerebral en regiones clave como el hipocampo. En ensayos clínicos, dosis de entre 1,5 y 2 gramos diarios de EPA y DHA han demostrado mejoras en la memoria, la atención y los marcadores de neuroinflamación.

Fosfatidilserina

La fosfatidilserina es un fosfolípido esencial de las membranas celulares que se concentra sobre todo en el tejido cerebral. Su función es mantener la integridad de la membrana neuronal y regular la liberación de neurotransmisores como la dopamina, la serotonina y la acetilcolina. Con el envejecimiento y el estrés crónico, sus niveles disminuyen, lo que afecta a la plasticidad sináptica y a la capacidad del cerebro para adaptarse, aprender y formar nuevos recuerdos.

La suplementación con 300 mg diarios ha mostrado mejoras en la memoria, la atención y la velocidad de procesamiento en adultos con envejecimiento normal o deterioro cognitivo leve.

Citicolina (CDP-colina)

La citicolina es un compuesto natural implicado en la síntesis de la fosfatidilcolina, uno de los principales componentes estructurales de las membranas neuronales. Además, actúa como fuente de colina, esencial para la producción de acetilcolina, un neurotransmisor clave en la atención, el aprendizaje y la memoria. Ha sido ampliamente estudiada en contextos clínicos como el ictus isquémico y el deterioro cognitivo leve, mostrando beneficios en la recuperación funcional y el metabolismo cerebral.

Su mecanismo es doble: favorece la reparación de las membranas neuronales y mejora el flujo sanguíneo y el consumo de glucosa cerebral. Las dosis habituales oscilan entre los 500 y 1.000 mg diarios.

Creatina

Tradicionalmente asociada al rendimiento físico, la creatina ha emergido en los últimos años como un compuesto de interés para la salud cerebral. Actúa como una reserva de energía rápida, permitiendo una regeneración inmediata de ATP, especialmente relevante cuando aumenta la demanda metabólica o disminuye la disponibilidad energética.

Estudios publicados en 2024 mostraron que dosis de 10 a 15 gramos diarios de creatina monohidrato mejoran la memoria, la atención y la velocidad de procesamiento. Estas dosis altas también han demostrado mitigar de forma significativa los efectos cognitivos de la privación de sueño, así que puede ser una opción interesante para contrarrestar las consecuencias de una mala noche de manera puntual.

Reserva cognitiva

La protección cerebral no se limita a lo que ingerimos. Uno de los conceptos más importantes en neurociencia del envejecimiento es el de reserva cognitiva, que es la capacidad del cerebro para resistir el daño y mantener la función a pesar de los cambios estructurales. Un cerebro con una alta reserva dispone de redes neuronales más densas, conexiones alternativas y mayor eficiencia sináptica. Por eso, dos personas con el mismo grado de daño cerebral pueden mostrar rendimientos cognitivos muy distintos.

El cerebro adulto conserva una notable capacidad de adaptación, conocida como neuroplasticidad. El entrenamiento cognitivo se basa en estimular esa plasticidad de forma dirigida y sostenida. Podemos dividirlo en tres grandes modalidades:

- **Entrenamiento estructurado**: ejercicios diseñados para mejorar funciones concretas como la memoria y la atención. Son útiles para capacidades específicas, aunque con una transferencia limitada a la vida real. Son tareas como memorizar o juegos de atención y coordinación.
- **Entrenamiento multidominio**: actividades que combinan desafío mental y físico, obligando al cerebro a integrar información, moverse y tomar decisiones en tiempo real. Destacan los deportes como el tenis, el baile, el boxeo técnico o las artes marciales, así como tocar un instrumento, aprender un idioma o jugar al ajedrez.
- **Entrenamiento experiencial**: estimulación cognitiva integrada en la vida diaria mediante actividades significativas como leer textos complejos, escribir, enseñar, debatir, viajar o desarrollar proyectos creativos.

La evidencia sugiere que el mayor beneficio se obtiene combinando las tres modalidades.

Otros aliados para frenar la demencia

La sauna

El uso regular de la sauna se asocia con una reducción significativa del riesgo de demencia. Estudios en Finlandia con el seguimiento de más de veinte mil personas mostraron que quienes utilizaban la sauna tradicional finlandesa entre cuatro y siete veces por semana tenían un 40 % menos riesgo de demencia tanto por enfermedad de Alzheimer como por demencia vascular.

La salud bucal

Se trata de otro factor descubierto recientemente. La periodontitis crónica y la inflamación gingival sostenida permiten la entrada de bacterias, como *Porphyromonas gingivalis* y sus endotoxinas en el torrente sanguíneo, que han sido identificadas en tejido cerebral de pacientes con alzhéimer. Este fenómeno promueve la neuroinflamación, el daño endotelial y la acumulación de beta-amiloide. Estudios epidemiológicos indican que las personas con enfermedad periodontal presentan hasta el doble de riesgo de deterioro cognitivo o alzhéimer.

Pérdida auditiva no tratada

Se considera actualmente uno de los principales factores de riesgo modificables relacionados con la demencia. Se estima que la disminución de la audición a partir de los cincuenta años incrementa el riesgo de alzhéimer en torno a un 90 %, debido a una combinación de mecanismos: sobrecarga cognitiva (el cerebro desvía recursos para descifrar el sonido), aislamiento social y atrofia de las áreas auditivas y de integración sensorial. La intervención temprana mediante audífonos o implantes cocleares revierte en parte estos efectos y se asocia con una reducción de hasta el 30 % en la incidencia de demencia a largo plazo.

El alzhéimer representa uno de los mayores desafíos de nuestra era. Se trata de una enfermedad devastadora que amenaza no solo la memoria, sino la identidad misma de las personas. Sin embargo, hoy sabemos que no estamos indefensos. La ciencia ha demostrado que el destino del cerebro no está escrito en los genes, sino en los hábitos. Estudios como el FINGER trial, un ensayo finlandés pionero en prevención de alzhéimer, demostró que intervenir de manera integral en la nutrición, el ejercicio, el entrenamiento cognitivo y el control de factores de riesgo cardiovasculares puede reducir el riesgo de deterioro cognitivo en casi un 60 %, incluso en individuos genéticamente predispuestos. Estos hallazgos marcan un cambio de paradigma: el alzhéimer no se combate con fármacos para enlentecer su progreso, sino con medidas para evitar que aparezca, con cada decisión diaria que mejora el metabolismo, la calidad del sueño, la salud cardiovascular y el bienestar emocional.

El enemigo de las mil caras: el cáncer

Una de las preguntas que me hacen con más frecuencia es: «¿Cómo es posible que la medicina avance tanto, que hablemos de revertir el envejecimiento y no podamos curar el cáncer?». El problema es que la pregunta está mal formulada. El cáncer no es una sola enfermedad. Un cáncer es, en esencia, una célula de tu propio cuerpo que ha decidido dejar de cooperar. Ya no quiere formar parte del organismo. Quiere convertirse en una entidad independiente y, para lograrlo, utilizará todas las herramientas a su alcance: reproducirse sin control, crecer lo más rápido posible, invadir otros tejidos, robar nutrientes y liberar sustancias que debilitan o destruyen órganos vecinos.

A nivel biológico, es lo más parecido a un golpe de Estado: una célula rompe el contrato social que mantiene el equilibrio del organismo y comienza a actuar en su propio beneficio, incluso si eso implica destruir el sistema que la mantiene viva. Las células no tienen consciencia ni actúan con la intención de destruirte; es tan solo un error de programación. Todo empieza en una mutación en el gen equivocado en el ADN. Existen cientos de genes relacionados con el cáncer, pero hay tres grupos de especial relevancia para entender lo que sucede:

- **Genes que reparan el ADN.** Cada célula de tu cuerpo contiene una copia completa de tu ADN, tu manual de instrucciones. Cada día, como consecuencia normal del metabolismo y de factores externos como la radiación o las toxinas, ese ADN sufre entre diez mil y cien mil daños o mutaciones. Es como si diariamente, en cada copia del manual, se borraran o cambiaran cincuenta mil letras individuales, cada una con el potencial de modificar por completo las instrucciones que debemos seguir. Por suerte, contamos con una maquinaria de reparación extraordinariamente eficiente, capaz de corregir el 99,9 % de estos errores. Cuando la mutación ocurre en alguno de estos genes, la célula pierde su capacidad de reparación y el daño comienza a acumularse.

- **Genes que vigilan el crecimiento celular.** Estos genes actúan como semáforos moleculares. Su función es asegurarse de que las células solo se dividan cuando deben hacerlo y de que se detengan cuando algo va mal. Son los llamados genes supresores tumorales, auténticos frenos biológicos. Entre ellos destaca el gen TP53, conocido como «el guardián del ADN», que se encarga de decidir si una célula repara sus errores o se autodestruye. Cuando una mutación ocurre en estos genes, la célula puede empezar a dividirse sin control, ignorando todas las señales que normalmente mantienen el orden.

- **Genes que promueven el crecimiento.** Este grupo representa el pedal del acelerador. En condiciones normales, activan la división celular cuando el cuerpo lo necesita: crecimiento, reparación de tejidos, renovación celular. Una sola mutación en estos genes puede dejar el acelerador permanentemente activado. El resultado es una célula que recibe señales de crecimiento continuo, incluso cuando no debería.

Cuando todo falla a la vez y por qué el cáncer no es una sola enfermedad

Para que una célula se transforme en cáncer deben coincidir alteraciones en estos tres sistemas: incapacidad para reparar errores, ausencia de frenos y acelerador constantemente activado. Incluso entonces, aún queda una última línea de defensa, el sistema inmunológico. El cáncer es un enemigo tan formidable que nuestro sistema inmunológico ha evolucionado sistemas increíblemente eficientes para identificarlo y destruirlo; funciona como un inspector de policía que comprueba sin cesar la identidad de las células y cuáles son sus intenciones actuales. Cuando una célula no puede justificar quién es o lo que está haciendo, es eliminada de inmediato. Este proceso puede ocurrir en cualquiera de los más de doscientos tipos celulares del cuerpo humano. Por eso existen más de doscientos tipos de cáncer individuales, cada uno con unas características, fortalezas y debilidades propias. Algunos ejemplos ilustran esta realidad:

- **La leucemia promielocítica** es un tipo de cáncer que se origina en la sangre, en concreto en los glóbulos blancos. Por fortuna, la mutación que la provoca puede revertirse con un derivado de la vitamina A, y se logra la curación en casi la totalidad de los casos en cuestión de semanas.
- **El glioblastoma** es un tipo de cáncer que se origina en el cerebro. Esto le proporciona una ventaja sobre el resto de los cánceres, ya que ni el sistema inmunológico ni los fármacos pueden llegar allí con facilidad, debido a un sistema de protección natural del cerebro llamado «barrera hematoencefálica». Además, se trata de un tumor que acumula mutaciones nuevas a un ritmo alarmantemente rápido, por lo que evoluciona sin cesar para evadir todos los tratamientos que tenemos disponibles. Se ha convertido en una de las enfermedades más letales que afecta hoy día a los humanos; en los últimos ochenta años prácticamente no hemos conseguido ningún avance significativo.

Si tenemos en cuenta que cada célula sufre unas cincuenta mil mutaciones al día y que tenemos cerca de treinta y siete billones de células en nuestro cuerpo, si consideramos también la probabilidad de que esas mutaciones afecten al azar a unos de los genes relacionados con el cáncer e incluso, si estimamos que el 99,9 % de los errores se reparan eficientemente, podemos concluir que todos los días, dentro de cada cuerpo humano, entre mil y diez mil células intentan convertirse en un cáncer.

La única razón por la que no desarrollamos un cáncer cada día es porque la mayoría son detectadas y eliminadas a tiempo. Esto hace que, a diferencia de la enfermedad cardiovascular y la enfermedad de Alzheimer, en las que tenemos una enorme capacidad de actuar de manera preventiva, en el cáncer, la capacidad de prevención —al menos de momento— es mucho más limitada.

Es cierto que existen algunas medidas que podemos adoptar para reducir la probabilidad de que un cáncer aparezca, pero nunca podremos evitar por completo las mutaciones que ocurren de forma aleatoria en nuestro ADN; son una parte inseparable de nuestra biología.

La paradoja de Peto

Cuanto más grande es un animal, más células tiene, y al tener más células que pueden sufrir mutaciones, más probable es que desarrolle un cáncer. Esto es una ley que se cumple en casi todos los seres vivos.

Richard Peto, un científico epidemiólogo inglés, se dio cuenta de que los gigantes del mundo animal, en lugar de sufrir cánceres a un ritmo alarmante, son prácticamente inmunes a esta enfermedad. Este descubrimiento llevó a investigar el ADN de elefantes y ballenas en busca de respuestas. En su ADN, en lugar de tener una copia del gen TP53, que mencionamos antes como el principal guardián del ADN, tienen veinte copias. Dentro de cada célula hay veinte inspectores anticáncer; si alguno deja de funcionar, no pasa absolutamente nada. Esta fue una adaptación evolutiva indispensable para poder convertirse en gigantes, de lo contrario sería imposible su existencia.

En un futuro no muy lejano, cuando la edición genética sea algo del día a día, es posible que los próximos individuos de nuestra especie tengan treinta copias de TP53 para eliminar el cáncer para siempre en los seres humanos.

¿QUÉ PODEMOS HACER HOY PARA REDUCIR EL RIESGO?

Aunque no podamos eliminar por completo el riesgo de cáncer, sí podemos reducir de forma significativa el daño innecesario a nuestro ADN y la probabilidad de que una célula precancerosa escape a los mecanismos de control. La estrategia más sencilla y efectiva es evitar todo lo que aumente el número de mutaciones en el ADN:

- tabaco
- alcohol
- alimentos ultraprocesados
- radiación UV
- contaminación ambiental (pesticidas, metales pesados y microplásticos)

Todos estos factores incrementan la producción de radicales libres, que son sustancias que reaccionan violentamente cuando entran en contacto con el ADN, produciendo mutaciones. Nuestro sistema antioxidante natural actúa como un portero en un partido de fútbol y atrapa estas moléculas para que no toquen el ADN; sin embargo, si aumentamos el número de disparos simultáneos, un mayor número de balones llegará al fondo de la red, y cada uno de ellos produce una mutación en el ADN.

Así que la primera regla de la prevención del cáncer es tan simple como poderosa: evita, en la medida de lo posible, acciones innecesarias que dañen tu ADN.

Nutrición contra el cáncer

Cuando hablamos de nutrición y cáncer es imprescindible abandonar tanto el discurso mágico como el nihilismo. No existe ninguna dieta capaz de curar un cáncer por sí sola, y cualquiera que afirme lo contrario está, como mínimo, siendo irresponsable. Pero también es un error afirmar que la nutrición es irrelevante en esta terrible enfermedad.

En condiciones normales, las células sanas utilizan principalmente la mitocondria para producir energía. Usan oxígeno, glucosa y ácidos grasos para generar grandes cantidades de ATP; esta es la forma más eficiente de producir energía. Las células cancerosas, en cambio, muestran un comportamiento metabólico anómalo. Incluso en presencia de oxígeno suficiente, muchas de ellas prefieren generar energía a través de la vía anaeróbica, una vía metabólica altamente ineficiente que requiere grandes cantidades de glucosa y produce mucha menos energía por cada gramo de combustible utilizado. Este fenómeno fue descrito hace casi un siglo por Otto Warburg y hoy día sabemos que no es un simple defecto, sino una adaptación funcional.

La glucólisis anaeróbica permite a la célula tumoral:

- obtener energía con rapidez
- generar los intermediarios metabólicos necesarios para fabricar nuevas membranas, proteínas y ácidos nucleicos
- prosperar en entornos pobres en oxígeno
- evadir ciertos mecanismos de control celular

El precio que se paga es una menor eficiencia energética, pero para una célula cuyo objetivo no es funcionar bien, sino dividirse sin control, esta estrategia resulta ventajosa. De aquí surgió la hipótesis de atacar el cáncer a través del metabolismo. Si una parte significativa de las células tumorales depende de un flujo constante de glucosa e insulina para crecer, modificar ese entorno metabólico podría influir en su comportamiento.

Cada vez hay más interés en utilizar estrategias nutricionales como coadyuvantes del tratamiento oncológico, no como sustitutos. Algunos estudios sugieren que dietas bajas en hidratos o cetogénicas aumentan la supervivencia y la tasa de respuesta a la quimioterapia en múltiples tipos de cáncer.

Las células sanas, especialmente las neuronas y el músculo, pueden adaptarse bien al uso de cuerpos cetónicos y ácidos grasos como fuente energética. La mayoría de las células tumorales, en cambio, muestran una menor flexibilidad metabólica y se debilitan al no tener la glucosa necesaria para sustentar su producción de energía.

¿El azúcar es cancerígeno?

Es habitual escuchar frases como: «El consumo de azúcar es la causa del cáncer». Tal como se formula, es demasiado simplista, pero detrás se esconde una verdad importante: una dieta rica en azúcares añadidos y carbohidratos simples puede aumentar el riesgo a través de varios mecanismos.

A efectos prácticos, existen dos tipos de carbohidratos, los simples y los complejos. Los hidratos se organizan habitualmente como los eslabones de una cadena, de modo que los hidratos simples son los que tienen cadenas de dos o tres eslabones, como máximo, mientras que los hidratos complejos están formados por cadenas que tienen hasta cientos y miles de eslabones. A pesar de que los componentes son los mismos, el tamaño de la cadena es muy relevante, porque nuestro cuerpo no es capaz de absorber cadenas; necesita romperlas en cada uno de los eslabones individuales en el intestino y eso toma tiempo.

Así también, aunque el número total de moléculas de glucosa sea el mismo en 10 gramos de azúcar que en 10 gramos de patata, el efecto en el cuerpo es completamente diferente.

En la patata, la glucosa se encuentra unida formando largas cadenas (hidratos complejos) que el sistema digestivo debe ir rompiendo poco a poco. Esto hace que la glucosa se libere de manera gradual y ordenada en el torrente sanguíneo. Al percibir ese aumento lento, el cuerpo libera insulina de forma proporcional, permitiendo que la glucosa se utilice como energía o se almacene, de manera equilibrada, en el músculo y el hígado.

En el azúcar blanco, las cadenas se separan casi al instante. La glucosa entra en la sangre en cuestión de minutos. La insulina se dispara para corregir ese pico. Parte de esa energía termina almacenándose con más facilidad como grasa; además, el descenso brusco de los niveles de glucosa que sigue a la liberación de insulina provoca sensación de hambre y falta de energía.

Este patrón repetido hace que las personas que consumen azúcar ingieran más calorías de las que su cuerpo necesita. Esas calorías adicionales se guardan en el tejido adiposo (grasa), pero el aumento de tejido graso, sobre todo la grasa visceral, incrementa la inflamación crónica, lo que a su vez acrecienta el riesgo de daño en el ADN. Por eso la obesidad es un factor de riesgo para una amplia variedad de cánceres, representando un riesgo similar al que tendría un fumador de una caja de tabaco al día.

La descarga de insulina que se libera tras un pico de glucosa transmite un mensaje al resto de tus células: «Tenemos abundancia de nutrientes, aprovechemos para reproducirnos a toda velocidad». Durante el 99,9 % de la historia de la humanidad, hemos vivido en un mundo en el que las calorías eran escasas y no sabíamos cuándo podía llegar la siguiente comida. Por lo tanto, nuestro organismo ha evolucionado para detectar estos periodos de abundancia y aprovecharlos al máximo. Esto puede parecer algo positivo de inicio, pero la división celular es un proceso imperfecto; de hecho, es una de las mayores fuentes de mutaciones en el ADN, por lo que existe un límite natural en el número de veces que una célula se puede dividir.

Aquí intervienen los famosos telómeros. Si el ADN es como un libro de instrucciones, los telómeros serían como añadir cincuenta páginas en blanco antes y después del contenido del libro. Cada vez que la célula se divide, se arranca una de las páginas sin información al inicio y al final, de forma que la célula tiene un registro de cuántas veces se ha dividido y no se pierden páginas con información al dividirse. En el momento en que no hay más páginas en blanco, la célula debe dejar de dividirse por el alto riesgo de mutaciones y daño en el ADN.

Si aceleramos el crecimiento constantemente con señales metabólicas de abundancia, aumentamos el número de divisiones, acortamos los telómeros y, con ello, la probabilidad de que una mutación aleatoria aparezca donde no debe.

Existen más mecanismos por los que un consumo elevado de azúcar puede aumentar la probabilidad de aparición de un cáncer, pero, para el mensaje que intento transmitir, creo que con esta explicación es suficiente. Limita el consumo de azúcares añadidos al mínimo posible.

Factor estocástico

A diferencia de las enfermedades que hemos tratado hasta ahora, aunque tomemos todas las medidas para reducir el riesgo, no podemos estar seguros de que el cáncer no aparecerá. Existe un factor de suerte, un factor estocástico, que hace completamente aleatorio el desarrollo de estas mutaciones y que las convierte en un enemigo que puede aparecer en cualquier momento y sin previo aviso. Por eso la herramienta más potente en la lucha contra un cáncer en la actualidad es la detección ultraprecoz. Encontrarlo y eliminarlo lo antes posible.

El objetivo número uno es no desarrollar cáncer, pero, como hay un aspecto que escapa del todo a nuestro control, tenemos que enfocarnos en el objetivo número dos, que es detectarlo cuanto antes.

El momento lo es todo

Una vez que ha ocurrido la serie de eventos desafortunados que llevan a que una de nuestras propias células se vuelva en nuestra contra, la mayoría de los cánceres pasan por unas etapas predecibles de desarrollo. Al inicio son relativamente poco agresivos, pero, en el transcurso de meses o incluso de años de crecimiento, acumulan nuevas mutaciones que les otorgan nuevos poderes, como el crecimiento acelerado, la invisibilidad ante el sistema inmunológico o la capacidad de viajar por la sangre e invadir otros órganos.

Para la mayoría de los tumores, estas fases se han caracterizado en cuatro etapas en orden creciente de agresividad y, por lo tanto, de letalidad:

- **Estadio 1: cáncer localizado.** El tumor es pequeño, limitado al órgano de origen. Habitualmente no hay síntomas.
- **Estadio 2: cáncer localmente avanzado.** El tumor es más grande, puede afectar a los ganglios linfáticos cercanos. Aparecen síntomas, a menudo inespecíficos.
- **Estadio 3: cáncer regionalmente avanzado.** El tumor se ha extendido desde su órgano hasta los órganos vecinos y ha producido daños en al menos otro sistema del cuerpo. Es entonces cuando los síntomas suelen hacerse evidentes.
- **Estadio 4: cáncer diseminado.** El tumor ha invadido otras zonas del cuerpo. Penetra en los vasos sanguíneos y las células del tumor viajan a través de la sangre para depositarse en otros órganos como el hígado, los pulmones o el cerebro, como si de semillas viajando en el viento se tratara. Estas células tienen la capacidad de formar nuevos tumores en el órgano que invaden. En esta etapa, el cuerpo ya está visiblemente deteriorado por la enfermedad.

El factor más importante que determina si una persona sobrevivirá a un cáncer, con independencia del origen de este, es en qué fase se detecta. En muchos tumores, la supervivencia en el estadio 1 puede estar entre el 80 y el 90 %, mientras que en el estadio 4 cae por debajo del 20 %. En estadios intermedios suele rondar el 60 % (estadio 2) y el 40 % (estadio 3), aunque varía mucho según el tipo de tumor.

Además, debido a la naturaleza de crecimiento exponencial de un tumor (cuanto más grandes, más rápido crecen), las fases tempranas de este son las más largas. Estos números varían muchísimo de un tumor a otro, pero, con fines didácticos, podemos pensar que un tumor puede permanecer en su primera etapa entre uno y diez años, aproximadamente. Es probable que su segunda etapa dure entre seis meses y un par de años. La tercera etapa no suele superar los seis meses, mientras que, una vez se ha diseminado por el cuerpo, en la cuarta etapa, lo que medimos son ya los meses que podemos alargar la vida de una persona.

Con esta información, la estrategia más efectiva para luchar contra el cáncer se hace evidente: realizar el mayor esfuerzo para encontrar cualquier tumor en la etapa en que la probabilidad de que genere un daño real en tu cuerpo sea mínima. Aún no podemos evitar que aparezca, pero, si lo hace, estaremos preparados para eliminarlo antes de que realmente te afecte.

ENCONTRAR UNA AGUJA EN UN PAJAR

El cáncer es, año tras año, la primera o segunda causa de muerte en los países occidentales. Resulta lógico que los sistemas de salud dediquen enormes esfuerzos a combatirlo, y lo hacen principalmente a través de programas de detección precoz a nivel poblacional. Son pruebas realizadas de forma sistemática y periódica en personas con un mayor riesgo de desarrollar un tipo concreto de cáncer. Sin embargo, las pruebas diagnósticas a toda la población tienen un coste económico significativo. Los sistemas de salud utilizan los siguientes criterios para determinar qué pruebas se realizan con este objetivo:

- Debe ser una enfermedad importante tanto en frecuencia como en severidad.
- Debe existir una fase asintomática detectable.
- Debe existir la capacidad de detectar la enfermedad.
- Debe existir un tratamiento eficaz.
- El coste debe ser razonable y proporcional al beneficio.

Gracias a estos criterios, se han puesto en marcha programas que han salvado millones de vidas: la mamografía para el cáncer de mama, el test de sangre oculta en heces o la colonoscopia para el cáncer de colon, la citología para el cáncer de cuello uterino y el PSA para el cáncer de próstata.

Sin duda es un gran logro, pero podríamos hacerlo mejor. De los más de doscientos cánceres que nos podrían afectar, solo tenemos métodos diagnósticos masivos para cuatro de ellos, entre los que ni siquiera se encuentra el cáncer de pulmón, que todos los años es el que produce más muertes en el mundo. Hagamos juntos el ejercicio de evaluar por qué el cáncer de pulmón está fuera de esta lista en la mayoría de los países:

- ¿Es una enfermedad importante? Sí. Se estima que cerca de dos millones de personas mueren al año por cáncer de pulmón y que un 6 % de la población mundial acabará desarrollándolo.
- ¿Existe una fase asintomática detectable? Sí. Como mencionamos antes, la fase 1 de cualquier cáncer es la etapa más larga, en la que además suele ser asintomático.
- ¿Existe una prueba capaz de detectar la enfermedad? Sí. Una tomografía computarizada (TC) de baja dosis de radiación permite detectar estos tumores.
- ¿Existe un tratamiento eficaz? Sí. Las opciones de tratamiento y la probabilidad de curarse claramente son superiores si se detecta a tiempo.
- ¿El coste es razonable y proporcional al beneficio? Depende de a quién dirijas la pregunta. Si preguntas al director de un sistema

de salud, es probable que te diga que no. El precio de una TC suele ser entre cinco y seis veces superior al precio de una mamografía, o hasta veinte veces superior al precio de un test de sangre oculta en heces. Aunque parezca increíble, el análisis de costos por cada año de vida adicional arroja una rentabilidad insuficiente, motivo por el cual esta prueba no se realiza de forma rutinaria.

Pero ¿qué sucede si le preguntas al individuo que desconoce que tiene un cáncer potencialmente curable y cuya probabilidad de curarse sería muy superior si se le detectara en este momento? Para esta persona las estadísticas poblacionales no significan nada. Si de mil personas que se han hecho la prueba solo se ha encontrado un cáncer en una etapa curable, para la persona afectada ha sido la mejor inversión de su vida. Por eso es importante distinguir entre la salud a nivel poblacional y la salud a nivel individual.

Un sistema sanitario, público o privado, tiene que optimizar los recursos para mantener al mayor número de personas dentro de un rango aceptable de salud. Un individuo, en cambio, busca algo distinto: maximizar sus propias probabilidades de mantenerse sano y con vida. Por eso, con mis pacientes, mi objetivo es claro: ofrecerles las mayores posibilidades de detectar cualquier problema de salud cuando todavía es solucionable. Y el cáncer, sin duda, ocupa un lugar prioritario. Para ello, utilizo protocolos de detección exhaustivos. En la mayoría de los casos, por suerte, no encontramos nada. Pero en aquellos en los que sí lo hacemos, el resultado es inequívoco: una vida salvada. Y cuando eso ocurre, el coste deja de ser relevante.

El futuro es hoy

Los avances exponenciales de la ciencia ya nos permiten estudiar el cuerpo humano con una profundidad sin precedentes. Combinamos la genética, las imágenes diagnósticas de alta resolución y el análisis molecular para detectar señales prácticamente invisibles de enfermedad. Veámoslo por partes.

Genética

Todos nacemos con variaciones genéticas que pueden modificar nuestra probabilidad de sufrir un tipo de cáncer específico. Son las mismas cartas de la partida de póquer, pero hasta ahora teníamos que jugar sin saber qué cartas teníamos en la mano. Conocemos cientos de genes que confieren un riesgo hereditario elevado de desarrollar un tipo de cáncer, como el BRCA1 y el BRCA2, que aumentan el riesgo de cáncer de mama por encima del 60 %, por lo que muchas pacientes prefieren someterse a una cirugía preventiva. Este es un ejemplo extremo, pero, en general, la información genética no solo permite anticipar el riesgo de cáncer de mama, colon, próstata o melanoma, sino también adaptar la estrategia de prevención y vigilancia a la biología única de cada persona. En otras palabras, en lugar de buscar el cáncer de forma genérica, sabemos dónde es más probable que aparezca y actuamos en consecuencia.

Si sabemos que tu riesgo de cáncer de colon es mucho más alto que el de la población general, decidiremos hacer una colonoscopia al año a partir de los cuarenta en lugar de una cada diez años a partir de los cuarenta y cinco, como está estipulado en la mayoría de los servicios públicos.

Imagen avanzada

La manera más fácil de identificar un cáncer es bajo visión directa. Lamentablemente, esto solo podemos hacerlo con nuestros ojos en los cánceres que se encuentran en la superficie del cuerpo; para el resto tenemos que usar técnicas de alta resolución que nos permitan observar lo que ocurre dentro. Son las siguientes:

- Resonancia magnética de cuerpo entero. Es una técnica de imagen de alta resolución que nos permite observar todos los órganos y tejidos sin radiación para detectar alteraciones mínimas que podrían pasar desapercibidas durante años.
- TAC pulmonar de baja dosis. Lamentablemente, la resonancia no es una buena técnica para observar los pulmones, justo uno de los sitios donde se inicia uno de los cánceres más peligrosos. En este caso, debemos utilizar una técnica que, aunque te expone a una dosis baja de radiación, nos permite adelantarnos a uno de los enemigos más importantes que tenemos.
- Gastroscopia y colonoscopia. El tubo digestivo es uno de los sitios donde con mayor frecuencia aparecen tumores malignos. Por suerte, al ser tuberías que conectan con el exterior, podemos introducir cámaras para ver directamente lo que sucede dentro. Además, presentan una ventaja: al encontrar una lesión sospechosa, muchas veces puede eliminarse directamente en el momento del diagnóstico introduciendo unas pinzas especializadas en el instrumento.

Detección molecular en sangre

Los marcadores tumorales son sustancias químicas que producen un tipo específico de tumor en una cantidad mayor de lo que lo hacen las células normales, por lo que al elevarse pueden sugerir la presencia de células cancerosas. Pueden ayudarnos a realizar el seguimiento de los tumores una vez tratados y a sospechar de la presencia de un tumor aún no descubierto.

Recientemente han aparecido las biopsias líquidas, que van mucho más allá. Detectan en la sangre fragmentos de ADN liberados por células tumorales, entre millones de cadenas de ADN sanas. No solo pueden identificar patrones moleculares compatibles con más de cincuenta tipos de cáncer, incluso antes de que sean visibles en una imagen, sino que también nos ayudan a orientarnos hacia el órgano

responsable. Esta tecnología está en sus primeras fases de desarrollo, pero su potencial es enorme. En el futuro no solo hará la detección más eficaz y accesible, sino que permitirá tratamientos altamente personalizados. Imagina que logremos utilizar esa cadena de
ADN que se ha detectado para entrenar las células de tu propio sistema inmunológico a reconocer al enemigo que las había evadido, eliminando así el tumor sin necesidad de una quimioterapia agresiva.

El cáncer sigue siendo uno de los mayores retos si queremos
convertirnos en una especie longeva de verdad. Pero soy optimista.
La velocidad a la que aparecen nuevas herramientas es impresio-
nante. Muchas de las tecnologías que hoy utilizamos parecían ciencia ficción hace apenas cinco años.

Pocas conversaciones pueden empezar peor que con la frase:
«Hemos encontrado un cáncer». Sé que suena aterradora. Pero lo
que hace que todo el esfuerzo haya merecido la pena es poder añadir estas palabras: «Hemos llegado a tiempo. Es pequeño, está localizado y lo vamos a solucionar». Y esa es, hoy por hoy, la verdadera
victoria frente al cáncer.

Las familias de la mafia: la inflamación crónica, las enfermedades metabólicas y la sarcopenia

Nadie muere oficialmente por la resistencia a la insulina, nunca encontrarás la palabra «sarcopenia» escrita como causa en un certificado de defunción y tampoco habrás escuchado que alguien esté ingresado de gravedad por un episodio de inflamación crónica. Sin embargo, si investigamos la causa real de las enfermedades que hemos mencionado en los capítulos anteriores, nos daremos cuenta de cuáles son en realidad las mentes maestras que llevan años en la sombra planificando todas las catástrofes que nos pueden suceder, sin ser apenas reconocidas.

Estos procesos, a pesar de no ser una causa directa de muerte, participan de forma decisiva en el desarrollo de múltiples dolencias. Son el terreno fértil en el que crecen la enfermedad cardiovascular, el cáncer y las enfermedades neurodegenerativas. Su impacto va mucho más allá de la dicotomía entre estar vivo o muerto. Representan una carga enorme para la calidad de vida individual y para los sistemas sanitarios, por el deterioro progresivo que generan durante décadas. Desde la medicina de la longevidad, estas alteraciones no pueden tratarse como un problema secundario. Deben diagnosticarse y abordarse de forma temprana y agresiva cuando todavía son reversibles.

Inflamación crónica

El sistema inmunológico es el sistema biológico más complejo del cuerpo humano después del cerebro. Es nuestro departamento central de defensa. Cada día realiza millones de operaciones para eliminar cualquier amenaza, tanto externa (bacterias, virus) como interna (células tumorales). Ninguno de nosotros estaría aquí de no ser por la protección que nos brinda. Sin embargo, la mayoría no somos conscientes de que existe, lo que es señal de que hace su trabajo a la perfección.

Su organización se parece mucho a la de un ejército moderno: soldados, oficiales, sistemas de inteligencia, artillería y, en algunos casos, auténticos bombarderos suicidas. La inflamación es su primera línea de defensa: un conjunto de células y proteínas diseñadas para detectar una amenaza, dar la alarma y destruirla lo antes posible.

Imagina que estás troceando una cebolla en la cocina y, sin querer, te haces un corte en el dedo. Desde fuera no parece que ocurra gran cosa. Después de unos minutos, el sangrado se detiene, y el dedo permanecerá enrojecido, algo hinchado y doloroso durante algunos días. Pero, si pudieses ver a escala microscópica lo que está sucediendo dentro de ese pequeño e insignificante corte, te darías cuenta de que se trata de una catástrofe a nivel celular. No encuentro mejor comparación que con una invasión alienígena. De un momento a otro, aparecen millones de seres extraños que destruyen ciudades y se comen a los ciudadanos, generando caos y destrucción a su paso. Los invasores son los millones de bacterias que han conseguido entrar en tu cuerpo al romperse la barrera que separa el interior del exterior.

Los macrófagos son un tipo de células especiales que están distribuidas en todos los tejidos del cuerpo. Son los primeros en identificar el problema. Fácilmente detectan que esas bacterias son un riesgo para nuestra supervivencia, inician el ataque y, lo más importante, activan la alarma de invasión. Liberan proteínas que aumentan el flujo de sangre hacia la zona (**enrojecimiento**). Además, hacen que las células del endotelio, esas que evitan que aparezcan elementos de la sangre donde no deben, se separen un poco entre ellas para dejar pasar a los soldados de primera línea, los neutrófilos, las células especializadas en asesinar bacterias. Por las mismas brechas del endotelio también escapan grandes cantidades de agua, inundando la zona para facilitar la movilización de nuestro ejército (**hinchazón**).

Los neutrófilos solo tienen un objetivo, eliminar la amenaza alienígena. Una vez que llegan al epicentro del problema, actúan como bombarderos suicidas. En su interior existen cientos de sustancias especializadas en destrucción celular que digieren las bacterias con las que entran en contacto, pero esas mismas sustancias no distinguen enemigos de amigos, por lo que también dañan a miles de tus propias células, incluyendo las terminaciones nerviosas de la zona (**dolor**), un daño colateral aceptable mientras se consiga destruir a los invasores.

Pero hay otro secreto. El líquido que ha inundado la zona al abrirse las uniones de los vasos sanguíneos no es solo agua, sino que contiene proteínas especializadas en etiquetar bacterias e incluso destruirlas. Estas proteínas son parte de uno de los sistemas más complejos dentro de la inmunología, que cada año aterroriza a miles de estudiantes de medicina a escala global; se llama, de manera un poco decepcionante desde mi punto de vista, «el complemento». Cuando se activan, estas proteínas se pegan a las paredes de las bacterias (o de tus células) con una doble función. Crean primero un agujero en la pared por el que la bacteria se «desangra» y luego actúan como una etiqueta que dice al resto de las células del sistema inmunológico: «Soy un enemigo y debes destruirme». En la mayoría de los casos, esta estrategia es suficiente para acabar con los enemigos habituales que sobrepasan nuestras barreras. Una vez solucionada la crisis, las células del sistema inmunológico activan los mecanismos de reparación y cicatrización para sellar la brecha y reparar las células propias que han sido destruidas como daño colateral.

Esto es la inflamación, un sistema altamente especializado de células y proteínas que se activa ante cualquier amenaza, la destruye, nos salva la vida y activa mecanismos de reparación. Nosotros lo experimentamos como una zona enrojecida, hinchada y dolorosa en nuestro cuerpo.

Cuando la inflamación se vuelve en tu contra

El sistema inmunológico ha evolucionado durante millones de años para protegernos, pero en algunas ocasiones puede fallar. Uno de los peores fallos ocurre cuando desata toda su fuerza de aniquilación contra nuestras propias células.

Un ejemplo clásico ocurre después de una infección relativamente leve por *Campylobacter jejuni*, una bacteria que causa gastroenteritis, tal vez unos días de fiebre y diarrea. Habitualmente nuestro cuerpo es capaz de deshacerse de esta invasión sin demasiado esfuerzo. Pero este enemigo tiene una particularidad: en su membrana aloja una estructura que a nivel molecular tiene una gran similitud con uno de los componentes de los nervios que transportan la información entre el cerebro y el resto del cuerpo. El sistema inmunológico «aprende» a identificar esta sustancia como parte de un organismo enemigo y se prepara para destruirlo si en algún otro momento vuelve a encontrarlo.

Pero el próximo encuentro no es con el enemigo, sino con tus propios nervios. El sistema inmunológico activa las alarmas e inicia el ataque masivo contra una estructura indispensable para mantenerte con vida. Este es el llamado síndrome de Guillain-Barré, una enfermedad autoinmune en la que, como consecuencia de la destrucción de los nervios que controlan los músculos, el paciente pierde en el transcurso de unos pocos días la capacidad de moverse, incluyendo los músculos de la respiración. Si no se trata a tiempo, puede producir la muerte.

Aunque abundan los ejemplos interesantes como este en los libros de medicina, los problemas más frecuentes que genera el sistema inmunológico no son, por fortuna, de esta magnitud. Lo habitual es que estén relacionados con una activación de baja intensidad, aunque constante, de los sistemas de defensa cuando en realidad no los necesitamos, la llamada inflamación crónica.

El sistema de inflamación está diseñado para activarse ante cada emergencia y desactivarse una vez que la amenaza ha desaparecido.

Muchas de las cosas que consideramos normales en nuestro estilo de vida moderno pueden llegar a activar el sistema inmunológico en el momento equivocado, sin la presencia de ningún enemigo al que destruir. Muchos de los mecanismos de defensa no distinguen entre amigos y enemigos, por lo que nuestras células sanas acaban sufriendo las consecuencias.

Los grandes activadores de la inflamación crónica

Alimentación proinflamatoria

Todas las sustancias que ingerimos tienen un efecto en nuestro cuerpo. Algunas tienen un efecto positivo y otras pueden producir un daño inflamatorio. Cada vez que tomamos un exceso de azúcares refinados, harinas procesadas o alimentos ultraprocesados, activamos los mismos sensores moleculares que responderían ante una infección. El exceso de glucosa circulante reacciona con las proteínas del cuerpo formando unas sustancias llamadas «productos de glicación avanzada», unas pequeñas moléculas que el sistema inmunológico detecta como pertenecientes al enemigo y que encienden una respuesta inmunitaria.

Grasa visceral

La grasa que se acumula en el abdomen, principalmente alrededor de órganos como el hígado, el intestino y el corazón, es un tejido especial que produce hormonas y, sobre todo, libera señales químicas que aumentan la inflamación. Nuestro sistema inmunológico no es capaz de discernir si estas sustancias químicas (citoquinas proinflamatorias) están allí por la presencia de un virus o porque han sido liberadas por la grasa, así que activa la misma respuesta.

Disbiosis intestinal

Una de las áreas en las que más descubrimientos se hacen día tras día es en el microbioma intestinal, compuesto por trillones de bacterias que han evolucionado para ser una parte indispensable de nuestro organismo, casi tan importante como cualquier otro órgano. Según las estimaciones recientes, en nuestro cuerpo hay un 45 % de células humanas y un 55 % de células bacterianas. Las células bacterianas son mucho más pequeñas que las humanas —cerca de mil veces más pequeñas—, por lo que, en términos de masa total, no ocupan un porcentaje significativo de tu organismo. Este dato pone de manifiesto la importancia que tiene el microbioma intestinal en tu salud, abarcando áreas como la salud cerebral, la salud cardiovascular, el cáncer y, por supuesto, la inflamación crónica.

Por supuesto, existen cientos de especies de bacterias habitando el intestino. Algunas de ellas tienen un efecto protector, mientras que otras pueden ser las causantes de enfermedades. Estas diferentes comunidades bacterianas normalmente alcanzan un equilibrio según el cual las bacterias positivas controlan a las que pueden tener un impacto negativo. Este balance depende en gran parte de lo que decidimos ingerir, ya que todos los alimentos acabarán pasando por el tubo digestivo. Ya sea por una dieta pobre en fibra o por el exceso de antibióticos o el estrés, las bacterias beneficiosas pueden perder terreno frente a las que causan enfermedades.

Cuando las bacterias enemigas aumentan su presencia, la barrera intestinal se debilita y comienza a permitir el paso de fragmentos bacterianos al torrente sanguíneo. El sistema inmunológico los interpreta como una invasión y responde con inflamación. No hay fiebre ni síntomas claros de que hay una enfermedad, pero sí una activación constante de nuestro sistema inmune. A este desbalance se lo conoce como «disbiosis intestinal»; la alteración que produce se llama «intestino permeable». Este conjunto se ha convertido en una de las principales puertas de entrada a la inflamación sistémica;

por eso, cuidar de nuestro microbioma es una de las estrategias más relevantes para disminuir la inflamación crónica.

Privación de sueño

Durante el sueño profundo, el sistema inmunológico recibe señales para liberar citoquinas antiinflamatorias, como la interleucina-10 (IL-10) y la interleucina-4 (IL-4), que atenúan las vías inflamatorias y favorecen la regeneración tisular. En la fase REM, descienden los niveles de cortisol, se ajusta la liberación de la hormona del crecimiento y aumentan los niveles de melatonina. Esta hormona, además de regular el sueño, posee potentes efectos antioxidantes y antiinflamatorios. Cuando el sueño se acorta o se fragmenta, este equilibrio se rompe. El cortisol deja de seguir su curva natural (alto por la mañana, bajo por la noche) y se incrementa la liberación de citoquinas proinflamatorias como la interleucina-6 (IL-6), el factor de necrosis tumoral alfa (TNF-α) y la proteína C reactiva (PCR).

En otras palabras, el cuerpo interpreta la vigilia prolongada como un estado de amenaza y responde con inflamación.

Estrés crónico

No hay ninguna duda de que lo que ocurre en nuestra mente tiene consecuencias físicas reales. Se han identificado múltiples vías de comunicación entre el estado psicológico, los neurotransmisores, las hormonas, el metabolismo y la inflamación.

Ante el estrés psicológico, el cuerpo se prepara para el peligro. Activa de forma preventiva el sistema inmunológico porque, desde un punto de vista evolutivo, el estrés significaba una alta probabilidad de daño físico inminente. Este sistema evolucionó para protegernos de amenazas reales e inmediatas, como un depredador en la sabana africana o un enfrentamiento con otra tribu, no para una reunión de trabajo, un conflicto familiar o un correo electrónico. El problema es que las amenazas del siglo XXI son constantes, abstractas y omnipresentes. Vivimos en un estado de hipervigilancia emocional permanente. La mente se angustia y el cuerpo responde con inflamación.

Esta activación inmunológica sostenida y sin resolución es uno de los principales motores de la inflamación crónica.

Infecciones crónicas de bajo grado

En algunos casos, la inflamación persiste no por un error del sistema inmunológico, sino porque existe una amenaza real pequeña pero constante. Algunas bacterias no actúan como invasores evidentes, sino como espías. Utilizan estrategias para evadir las defensas inmunológicas y permanecer ocultas durante años; provocan pocos síntomas, pero mantienen una activación inmune continua.

Procesos como la gingivitis crónica, la sinusitis persistente, el sobrecrecimiento bacteriano intestinal o determinadas infecciones vaginales pueden mantenerse en este estado subclínico durante décadas.

El sistema inmunológico detecta que algo no va bien y mantiene los mecanismos de defensa activados sin conseguir eliminar al enemigo. El resultado es la inflamación sostenida y silenciosa.

LAS ENFERMEDADES METABÓLICAS

El metabolismo es un conjunto extremadamente complejo de reacciones químicas que ocurren en todas nuestras células para producir, almacenar o utilizar energía de la forma más eficiente posible con el objetivo de mantenernos con vida. Existe una infinidad de enfermedades metabólicas raras, relacionadas con diferentes alteraciones genéticas, que no tienen nada que ver con lo que queremos discutir en este segmento. Lo que realmente nos interesa es el proceso que lleva a la aparición de la resistencia a la insulina y la diabetes tipo 2, la enfermedad metabólica más frecuente del mundo.

La insulina es la reina del metabolismo. Se trata de una hormona que se libera desde el páncreas a la sangre después de comer con el objetivo principal de almacenar la glucosa, nuestra principal fuente de energía. La glucosa puede almacenarse de dos formas, como glucógeno y como grasa.

El glucógeno (muchas unidades de glucosa unidas en forma de cadena) se almacena en el hígado o en el músculo. Son los depósitos de acceso rápido a los que podemos acudir la próxima vez que necesitemos algo de glucosa: rompemos el glucógeno y obtenemos energía lista para utilizar.

La grasa no es más que nuestra forma de almacenar energía para el futuro. Existen dos grandes depósitos de grasa:

- **Grasa subcutánea:** toda la grasa que podemos tocar debajo de la piel (michelines, celulitis, etc.).
- **Grasa visceral:** la grasa que está dentro del abdomen en contacto con las vísceras.

Existen muchos factores que determinan en qué compartimento se guardará la grasa, entre ellos la edad, el sexo y el estado de tus hormonas. En términos generales, nuestro cuerpo intentará guardar la grasa siempre en el depósito subcutáneo; cuando este compartimento se llena, toda la energía adicional se deposita en forma de grasa visceral.

El sensor que utiliza tu cuerpo para saber cuándo debe liberar insulina son los niveles de glucosa. Cuando la glucosa se eleva, interpreta que acabamos de comer y tenemos un exceso de energía que debemos almacenar para utilizar más tarde. La insulina actúa activando canales que permiten la entrada de glucosa dentro de las células donde se va a almacenar. Una vez que han bajado los niveles de glucosa en sangre, el páncreas deja de liberar insulina y se cierran los canales. Cuando este sistema funciona correctamente, la glucosa entra en las células, se utiliza o almacena, y los niveles de insulina descienden de nuevo a la normalidad; sin embargo, en ciertas condiciones (exceso de calorías mantenido, escasa actividad física, sueño insuficiente y estrés crónico), este equilibrio se altera.

Resistencia a la insulina

El músculo, el hígado y el tejido adiposo comienzan a acumular más energía de la que pueden almacenar, así que deciden ignorar la orden de la insulina y rehúsan la entrada de más glucosa. Como consecuencia, mantenemos unos niveles de glucosa en sangre elevados y el páncreas se ve obligado a secretar cantidades cada vez mayores de insulina para intentar obligar a los tejidos a guardar la glucosa restante. A esta fase inicial se la denomina resistencia a la insulina. Los niveles de glucosa pueden mantenerse en apariencia normales, pero a costa del aumento desproporcionado de los niveles de insulina.

Sin embargo, la historia de la insulina no termina ahí. Además de sus efectos sobre los niveles de glucosa, la insulina tiene otros efectos en otros sistemas corporales.

En la grasa, dificulta la utilización de las reservas energéticas y favorece la acumulación de tejido graso, principalmente en el compartimiento visceral. Entorpece, por tanto, la pérdida de peso, incluso ante un déficit energético.

En el hígado, provoca la acumulación de niveles tóxicos de grasa que destruyen las células hepáticas normales, produciendo una enfermedad parecida a la cirrosis alcohólica, el hígado graso no alcohólico.

En el sistema cardiovascular, dificulta el funcionamiento normal del endotelio y activa mecanismos que promueven la hipertensión arterial, dos ingredientes perfectos para aumentar la formación de placas de grasa en las paredes arteriales.

En el cerebro, altera la regulación del apetito promoviendo una ingesta mayor de calorías, además de dificultar la utilización de energía por varios tipos de células cerebrales. Tiene una relación muy directa con la aparición de la inflamación crónica en el cerebro, el deterioro de las funciones cognitivas y el alzhéimer, hasta tal punto que algunos autores recientemente comienzan a llamar a esta enfermedad «diabetes tipo 3».

Si esta situación se mantiene durante demasiado tiempo, se convierte en un círculo vicioso en el que la acumulación de grasa visceral libera citoquinas inflamatorias y hormonas que amplifican la resistencia a la insulina en otros órganos, lo que provoca aún más acumulación de grasa visceral, de modo que se perpetúa la historia.

El hígado, sobrecargado de grasa, empieza a producir glucosa de forma descontrolada en un intento de deshacerse del exceso de energía. Se halla en una lucha constante con el páncreas, que a su vez intenta a la desesperada bajar los niveles de glucosa en sangre.

Finalmente, el páncreas entra en una fase de fallo. Agotado por años de sobrecarga, ya no es capaz de mantener unos niveles de insulina tan elevados. Cuando la secreción de insulina ya no puede igualar el grado de resistencia periférica, la glucosa en sangre se eleva de forma sostenida. En ese momento ya podemos afirmar que la persona se ha convertido en un diabético tipo 2.

Diabetes tipo 2

A partir de este punto, prácticamente todos los tejidos del organismo se ven afectados. Ahora el problema no son solo los niveles altos de insulina, sino también los niveles muy elevados de glucosa en sangre (hiperglucemia). La hiperglucemia mantenida genera un daño progresivo en los vasos sanguíneos, tanto grandes como pequeños. El exceso de glucosa en sangre altera la función del endotelio y aumenta la inflamación y la formación de productos de glicación avanzada que endurecen las arterias y reducen su elasticidad. Esto acelera la aterosclerosis y aumenta el riesgo de infarto, ictus e hipertensión. La glucosa daña la microcirculación y dificulta la llegada de oxígeno y nutrientes a los tejidos más sensibles, como la retina, el riñón y los nervios periféricos.

En el riñón, la hiperglucemia provoca que la función de filtración se realice por encima de su capacidad, lo que con el tiempo provoca daño microscópico, inflamación y pérdida de la función renal. En los nervios, el daño vascular y metabólico reduce la conducción eléctrica, causa pérdida de sensibilidad, dolor sin causa aparente y problemas de cicatrización, sobre todo en las extremidades. En el ojo, la afectación de los pequeños vasos de la retina provoca sangrados y, en fases avanzadas, pérdida irreversible de visión.

Además de su impacto vascular, el exceso de glucosa deteriora directamente la función celular. La glicación de proteínas y el aumento del estrés oxidativo interfieren en la reparación del ADN, la función mitocondrial y los mecanismos de regeneración tisular. El resultado es una aceleración del envejecimiento celular, un aumento de la inflamación sistémica y una disminución generalizada de la capacidad de adaptación del organismo. En conjunto, la hiperglucemia convierte el entorno interno en un medio tóxico para los tejidos, comprometiendo progresivamente la salud de todos los órganos vitales.

Toda esta cascada de eventos ocurre por una alteración del balance energético, por ingerir más calorías de las que nuestro cuerpo necesita, especialmente la energía proveniente de los carbohidratos de absorción rápida, que producen un aumento marcado de los niveles de glucosa.

Solo existen dos formas de recuperar nuestro balance energético. La primera consiste en aumentar el gasto de energía a través de la actividad física y del aumento de la masa muscular. El músculo es uno de nuestros tejidos metabólicamente más activos y un gran consumidor de glucosa. Cuanto más músculo tengamos, mayor protección obtendremos contra la resistencia a la insulina.

La segunda forma es, por supuesto, reducir la ingesta de calorías. Suena más fácil, pero todo el que ha intentado perder peso a través de la alimentación sabe lo complicado que puede llegar a ser, sobre todo si ya hemos desarrollado un grado de resistencia a la insulina y tenemos unos hábitos que, sin saberlo, están empeorando la situación.

En los próximos capítulos abordaremos en mayor profundidad cómo medir nuestro nivel de resistencia a la insulina, cómo entrenar y alimentarnos para controlar y eliminar esta situación de desequilibrio metabólico.

SARCOPENIA

No me cansaré de repetirlo:

El músculo es el órgano de la longevidad, es nuestro seguro de vida contra casi todos los problemas de salud que podemos desarrollar a medida que nos hacemos mayores. La sarcopenia suena a una enfermedad con la que nunca te toparás, pero no es más que la forma médica de decir que tienes poco músculo. Afecta a un porcentaje extraordinariamente alto de la población, que ignora lo que ocurre.

Hasta hace no demasiado tiempo se pensaba que el músculo no era más que un elemento de nuestro aparato locomotor, un tejido con la capacidad de contraerse que, unido en sitios estratégicos con los huesos en formas que ni Leonardo da Vinci pudo haber diseñado, nos permiten mover cada segmento del cuerpo de un punto a otro. Solo por este motivo ya deberíamos valorar nuestros músculos por encima de muchos otros sistemas corporales, puesto que son la herramienta que nos otorga la libertad de movimiento a lo largo de nuestra vida.

Con seguridad has visto a una persona mayor con dificultades para moverse, que necesita ayuda para levantarse o sentarse, que apenas puede sujetar un vaso de agua o que necesita el apoyo de un andador para desplazarse. Pero ¿alguna vez te has preguntado por qué es así? Lo más probable es que no, ya que asociamos sin pensar la vejez con la debilidad y la fragilidad. Esa imagen que todos tenemos de una persona mayor dependiente de otras para cumplir con sus necesidades básicas es una asociación profundamente arraigada en nuestro cerebro, pero la realidad es diferente por completo.

El causante de la debilidad extrema, de la dependencia y de la fragilidad no son los años, sino la sarcopenia, esa pérdida de músculo lenta pero progresiva que nos quita la vitalidad con la que afrontamos el día a día.

En las últimas décadas, cientos de investigadores se han propuesto estudiar cómo nuestros músculos nos protegen al hacernos mayores. El panorama cambió por completo al descubrir un grupo de sustancias químicas a las que llamaron mioquinas. Se liberan del tejido muscular, sobre todo durante el ejercicio físico, y van directas al torrente sanguíneo con unos efectos tan potentes en nuestra salud que varias de las empresas farmacéuticas más grandes del mundo están intentando, de momento sin éxito, replicar los efectos beneficiosos del ejercicio físico en una pastilla. Uno de los resultados más sorprendentes que se repiten en todos los estudios es la asociación entre el músculo y el cerebro; parece como si el tejido muscular premiara al cerebro por utilizarlo generando las mioquinas.

Una de las mioquinas más estudiadas es el BDNF (*Brain-derived Neurotrofic Factor*), que mencionamos en el capítulo sobre el alzhéimer. Promueve la creación de nuevas conexiones y nuevas neuronas en las áreas del cerebro relacionadas con la memoria.

La irisina tiene un efecto potente a nivel metabólico, ya que disminuye de manera marcada la resistencia a la insulina y reduce tanto la grasa visceral como la inflamación crónica. Además, tiene efectos similares al BDNF en el cerebro, otorgando otro nivel de protección cerebral.

La interleucina-6 muscular tiene un efecto antiinflamatorio directo y estimula la eliminación de grasa del tejido adiposo.

La interleucina-15 favorece el aumento de la masa muscular y a la vez la eliminación de grasa visceral.

Cada día se descubren nuevas mioquinas y nuevos efectos positivos sobre la salud. Esto nos revela una red de altísima complejidad de moléculas que interactúan en casi todos los sistemas del cuerpo para mejorar nuestra salud. La industria farmacéutica ha intentado sintetizar y administrar muchas de estas hormonas sin obtener los mismos resultados, lo que nos indica que el efecto deseado no se consigue con una de ellas, sino con el cóctel de moléculas, en las que una depende de la siguiente para crear interacciones casi imposibles de replicar, al menos con la tecnología actual. Por ello podemos afirmar sin miedo a equivocarnos que la actividad física es la medicina más potente que conocemos para mantener nuestra calidad de vida a medida que pasan los años. Y, en sentido contrario, la pérdida de musculatura es uno de los factores más importantes que determinará la pérdida de las funciones que más valoramos de nuestro organismo.

Existe una relación directa entre la masa muscular (la cantidad total de músculo que tenemos en kilos) y la fuerza muscular (la fuerza que puede ejercer el músculo al contraerse). En determinadas circunstancias puede ser útil separarlas, pero, para efectos prácticos, nos referiremos a cualquiera de las dos de manera indistinta.

Uno de los marcadores que ha ganado más atención en los últimos años es la fuerza de prensión (cuántos kilos de fuerza eres capaz de generar al apretar las manos con la máxima intensidad posible). Puede parecer que estamos midiendo solo la fuerza de las manos, pero en realidad estamos midiendo la fuerza muscular global. Las personas no entrenan los dedos; estos se fortalecen cuando se realiza un ejercicio físico de fuerza importante, ya sea por una actividad laboral como el trabajo en el campo o porque se han levantado pesas en un gimnasio durante los últimos diez años (por lo que no tiene sentido entrenar las manos con aparatos modernos que permiten apretar los dedos con grados variables de resistencia solo por aumentar de manera ficticia este marcador).

Cuando analizamos las estadísticas de cómo afecta a nuestra salud la fuerza de prensión, los datos son en verdad sorprendentes.

Por cada 5 kilos de fuerza de prensión que perdemos a partir de los cuarenta años:

- Aumenta el riesgo de muerte por cualquier causa un 16 %.
- Aumenta el riesgo de muerte de origen cardiovascular un 17 %.
- Hay un 9 % más de riesgo de ictus.
- Hay un 7 % más de riesgo de infarto del corazón.

Esto quiere decir que, si una persona baja de 35 a 20 kilos en su fuerza de prensión, su riesgo de morir ese año aumenta en un 48 %. Casi parece imposible de creer. Algo similar ocurre con el riesgo de enfermedad de Alzheimer. Las personas con una menor fuerza de prensión tienen un 75 % más de riesgo de desarrollar esta enfermedad. El músculo actúa como la primera línea de defensa contra la mayoría de las enfermedades graves. Las personas con más musculatura tienen menos fracturas, menos ingresos en hospitales y es más probable que sobrevivan a un cáncer o a una infección grave; en definitiva, enferman menos.

A partir de los treinta, empezamos a perder aproximadamente un 1 % de nuestra masa muscular por cada año que pasa. A partir de los cincuenta, se acelera en un 2 %, y después de los setenta, en un 3 %. Sé que parece insignificante, pero, cuando sumamos un pequeño porcentaje todos los años, obtenemos una pérdida del 75 % de nuestra masa muscular a los setenta y cinco años.

¿Por qué perdemos músculo?

La principal causa es la inactividad. Si no lo utilizas, lo pierdes. Cuando analizamos la cantidad de movimiento espontáneo que realizamos durante el día, es evidente que el flujo normal de la vida moderna nos lleva cada vez a movernos menos.

Cuando somos niños, movernos es una necesidad casi instintiva. Corremos, trepamos, saltamos y jugamos sin parar; el movimiento es parte de nuestra forma de estar en el mundo. Sin embargo, a medida que avanzamos en la vida, las responsabilidades, el trabajo y el ritmo propio de la adultez nos van inmovilizando poco a poco. Pasamos más tiempo sentados, tenemos menos energía y aparecen las primeras molestias físicas que refuerzan aún más la inactividad. El ejemplo más claro de esto lo vemos en los periodos de inactividad extrema, como son la inmovilización tras una fractura o cuando una persona pasa varias semanas encamada. En personas jóvenes y sanas, se pierde un 5 % de masa muscular por cada semana de inmovilización; en personas mayores o con enfermedades previas, puede ser el doble. Esto hace que el envejecimiento y el deterioro de nuestra calidad de vida lleguen en oleadas y en grandes saltos, no en forma de un proceso gradual y continuo. Episodios aparentemente aislados, como una caída, una infección respiratoria, una hospitalización o una fractura, suelen marcar los puntos de inflexión.

Durante esos periodos, la inmovilidad forzada produce una pérdida acelerada de masa y fuerza musculares que puede equivaler a varios años de envejecimiento en cuestión de semanas. El problema es que, tras superar la enfermedad aguda, la mayoría de las personas no realizan una recuperación activa del músculo perdido. El cuerpo se adapta al nuevo nivel funcional más bajo, y esa pérdida se consolida. Con cada episodio, la base muscular desde la que el organismo intenta volver a la normalidad es más pequeña, la reserva fisiológica se reduce y la dependencia funcional aumenta. Lo que antes era una actividad sencilla como subir escaleras, caminar distancias medias o mantener el equilibrio, comienza a requerir un esfuerzo desproporcionado.

Este ciclo de episodio → inmovilidad → atrofia → recuperación incompleta explica por qué muchas personas mayores experimentan un deterioro por etapas. Tras cada evento agudo, su capacidad física y su calidad de vida ya no vuelven exactamente al punto anterior.

Resistencia anabólica

A medida que envejecemos, el músculo comienza a responder con menos eficacia a los estímulos que antes mantenían su estructura y función. Este fenómeno se conoce como resistencia anabólica. Significa que los mecanismos celulares encargados de sintetizar nuevas proteínas musculares se vuelven menos sensibles a las señales que normalmente los activan: el ejercicio, la nutrición y las hormonas.

En condiciones normales, después de una comida rica en proteínas o de una sesión de ejercicio, el músculo aumenta de forma transitoria su capacidad de fabricar nuevas proteínas, reparando y reforzando sus fibras. Sin embargo, en el contexto de la resistencia anabólica, esa respuesta está atenuada: aunque los aminoácidos o el estímulo mecánico estén presentes, la maquinaria celular no se activa con la misma intensidad. El resultado es una dificultad cada vez mayor para crear nuevas fibras musculares y aumentar la masa y fuerza musculares.

Se han descrito múltiples causas para esta alteración bien conocida. Intervienen factores como la resistencia a la insulina, la disminución del flujo sanguíneo muscular (limita la llegada de nutrientes), la pérdida progresiva de las hormonas (aumentan la masa muscular, principalmente la testosterona), la inflamación crónica de bajo grado, el descanso insuficiente y la pérdida de eficiencia de las mitocondrias que generan energía. Pero las investigaciones más recientes parecen apuntar a que la principal causa de la resistencia anabólica es la inactividad, y esta dificultad puede revertirse con entrenamiento. Parece ser que no nos cuesta construir más músculo porque nos hacemos mayores, más bien nos cuesta construir más músculo porque, al hacernos mayores, nos movemos menos.

La inflamación crónica, las alteraciones metabólicas y la pérdida de masa muscular no suelen aparecer en los titulares ni figurar entre las principales causas de muerte, pero son el origen silencioso de la mayoría de las enfermedades que acortan la vida y la hacen menos divertida. Son procesos que avanzan despacio, casi invisibles, y el día que se hacen evidentes muchas veces ya existe un daño irreparable en nuestro cuerpo.

Si queremos mantenernos fuertes, lúcidos y llenos de energía, debemos luchar con todas las herramientas que tenemos a nuestra disposición. Debemos preservar la capacidad de vivir intensamente, de disfrutar de un cuerpo que acompañe a la mente y de una salud que nos permita seguir creciendo, explorando y disfrutando de la vida sin límites. La esencia de la longevidad, para mí, es vivir cada año con la misma plenitud y fuerza con las que empezamos el camino.

La verdad en forma de datos. Biomarcadores

Hay una realidad incómoda que muchas personas, incluidos la mayoría de los médicos, prefieren no mirar de frente: no tenemos ni idea de lo que ocurre dentro de nuestro cuerpo. Los humanos somos máquinas biológicas extraordinarias. Cada célula está diseñada para mantenerte con vida, al menos el tiempo suficiente para reproducirte. Así funciona la evolución, que ha hecho un trabajo brillante creando organismos con una capacidad muy superior a la estrictamente necesaria para sobrevivir día tras día.

Casi todos nuestros órganos funcionan a un porcentaje relativamente bajo de su capacidad máxima. De aquí nace el concepto de «reserva funcional», que es la diferencia entre lo que un órgano puede hacer y lo que necesita hacer en condiciones normales. Es tu margen de seguridad biológico. Gracias a la reserva funcional, puedes perder un riñón y seguir viviendo con normalidad, exigir al corazón un esfuerzo enorme durante un maratón o sobrevivir a infecciones que multiplican tus necesidades energéticas. Tu cuerpo opera cada día usando solo una fracción de su potencial y guarda el resto como colchón de emergencia. Se trata de uno de los mayores regalos de la evolución, pero hoy puede estar jugando en nuestra contra, ya que es el motivo por el que tenemos esa falsa sensación de seguridad.

Durante años, incluso décadas, tu cuerpo puede acumular daños sin que notes absolutamente nada: inflamación crónica, estrés oxidativo, pequeñas lesiones vasculares, alteraciones metabólicas u hormonales. Todo sigue funcionando como debería. Lo que ocurre en realidad es que tu reserva funcional se va consumiendo en silencio. Los órganos siguen cumpliendo sus tareas básicas, pero cada vez con menos margen. Tu capacidad de respuesta ante una infección, un esfuerzo físico intenso, una cirugía o un virus se vuelve más limitada. Esta es la verdadera definición de fragilidad. Y es la razón por la que una persona mayor puede morir por causas que en la juventud solo habrían significado tan solo un par de días en la cama, como una infección respiratoria, una caída o una infección urinaria.

Como nuestro nivel basal no es demasiado exigente, no notamos el deterioro. Ese es el engaño de la biología: la normalidad del día a día no refleja la verdadera salud del sistema. Operamos la máquina más compleja del universo, nuestro cuerpo, con la información más primitiva posible: ¿tengo hambre?, ¿tengo sed?, ¿estoy cansado?, ¿me duele algo?

Un coche moderno está equipado con decenas de sensores: temperatura, presión, mezcla de combustible, estado del aceite, desgaste de frenos, estabilidad electrónica. Todos tienen el objetivo de detectar un fallo antes de que afecte a la conducción. Imagina poder hacer lo mismo con tu cuerpo. Que una señal te avisara de que tu corazón, tu cerebro o tu metabolismo están empezando a fallar, aunque todavía «te sientas bien». Eso son los biomarcadores, los sensores avanzados que la evolución no nos dio. Permiten detectar desviaciones mínimas en un sistema años antes de que se conviertan en enfermedad. Pueden mostrarte que tu metabolismo se está desregulando antes de la diabetes, que tus arterias sufren daño aunque tu colesterol «parezca normal», que tu inflamación es demasiado alta o que estás perdiendo músculo antes de notar debilidad.

Todas las enfermedades de las que hemos hablado tienen algo en común, el tiempo. Ninguna de ellas aparece de manera brusca o inesperada, aunque a nosotros pueda parecernos lo contrario. Ese momento de inflexión en el que sientes en el pecho el dolor de un infarto o en el que el médico te ha diagnosticado un cáncer hace que parezca que ayer estabas sano y hoy estás enfermo, pero no hay nada más alejado de la realidad. Estas enfermedades llevan decenas de años gestándose dentro de ti; el momento del diagnóstico no es más que el día en que se agota esa reserva funcional. Por mucho que tu cuerpo haya intentado que todo siga funcionando, llega un día en que no es capaz de continuar, es incapaz de seguir tolerando daños y aparece el síntoma.

Los biomarcadores cambian las reglas del juego porque hacen que el tiempo corra a nuestro favor. Medir nos permite intervenir cuando aún hay margen, cuando las decisiones realmente importan. El pensamiento más peligroso para la salud a largo plazo es: **«Yo me siento bien, no necesito hacer nada ahora».** Probablemente sea el mismo pensamiento que tuvo cada uno de los que está hoy ingresado con un infarto en la unidad de terapia intensiva, y que ha sido sustituido por: «Debí haber hecho algo hace diez años, cuando tuve la oportunidad; seguramente hoy no estaría aquí».

Este capítulo es una invitación a tomar el control de tu salud a través de las mediciones. No de forma obsesiva, sino estratégica. No para coleccionar datos, sino para tomar mejores decisiones.

Este capítulo es probablemente uno de los más importantes del libro, porque entenderás qué números importan de verdad, qué significan y cómo puedes utilizarlos a tu favor. Si tu médico no trabaja habitualmente con ellos, no pasa nada. No necesitas esperar a que el sistema cambie. Nadie tiene más interés en el resultado que tú.

Un biomarcador es simplemente una medida objetiva de un proceso biológico. Algunos hablan de metabolismo, otros de la inflamación, del sistema cardiovascular, del cerebro, de las hormonas, del músculo o del envejecimiento celular. En conjunto, forman una fotografía multidimensional de lo que ocurre hoy dentro de tu cuerpo y, en muchos casos, de lo que ocurrirá mañana. Pero no todos los biomarcadores son iguales. Para que una medición merezca la pena debe cumplir varios criterios fundamentales:

1. **Relevancia clínica.** Debe predecir algo que importe de verdad: enfermedad, deterioro funcional o mortalidad. Si no cambia tu futuro, no es útil.
2. **Accionable.** Medimos para intervenir. Un buen biomarcador te permite modificar la nutrición, el entrenamiento, la suplementación o el tratamiento médico. Si no puedes hacer nada con la información, solo genera ansiedad.
3. **Alterable antes de la enfermedad.** Los biomarcadores que importan son los que se desvían cuando aún hay tiempo de corregir el rumbo. Son señales tempranas que nos permitan intervenir años antes de que exista un diagnóstico.

Entender estas características es crucial, porque, si no conoces qué hace que un biomarcador sea bueno, caerás en la trampa de los biomarcadores basura. El mercado del bienestar está lleno de pruebas que prometen diagnósticos imposibles, predicciones casi mágicas o análisis que parecen sofisticados, pero carecen de cualquier base fisiológica sólida. Probablemente te hayas cruzado con compañías que utilizan la palabra «biomarcador» como argumento para comercializar tratamientos que ya tienen preparados de antemano. Funciona así: primero te venden una prueba con un halo de autoridad, después te muestran un resultado alarmante o confuso y finalmente te ofrecen un suplemento, un programa détox o una terapia «especialmente diseñada» para corregir ese resultado.

Un ejemplo clásico son los análisis de minerales en el cabello. Suena lógico, incluso técnico, pero la realidad es que no existe evidencia científica sólida que los respalde como herramienta diagnóstica fiable. Las concentraciones en el cabello no reflejan de forma precisa el estado mineral del cuerpo, ya que varían muchísimo según el entorno, los productos de higiene, la pigmentación o incluso el clima. Aun así, muchas empresas los utilizan como excusa para vender protocolos de suplementación que poco tienen que ver con la fisiología real. Otro caso frecuente son algunas pruebas comerciales de edad biológica. Aunque la investigación epigenética es un campo fascinante y riguroso, existen compañías que ofrecen versiones simplificadas, no validadas y con interpretaciones creadas con el único propósito de justificar la venta de suplementos, antioxidantes o terapias antienvejecimiento que supuestamente «bajan tu edad biológica» en semanas. Ten siempre presente que si una prueba afirma medir algo tan complejo como la velocidad de envejecimiento, y además te venden la solución en la misma página, la alerta debería ser inmediata.

Otro punto relevante son los **rangos de normalidad**. Los rangos de los laboratorios se deciden basándose en la estadística, no en la fisiología humana. «Normal» significa «frecuente», no «saludable». Si la población está inflamada y tiene sobrepeso y resistencia a la insulina, estar dentro del rango solo significa parecerte a la media de una población enferma. En la medicina de la longevidad no buscamos resultados normales. Buscamos resultados óptimos, los valores que maximicen el funcionamiento del cuerpo hoy y reduzcan el riesgo de enfermedad mañana.

Con todo esto en mente, en las siguientes secciones analizaremos los biomarcadores de mayor impacto clínico. Aquellos que, con el menor esfuerzo posible, te ofrecen el mayor retorno en salud y longevidad.

Factores de riesgo cardiovascular

ApoB

La apolipoproteína B, o ApoB, es una proteína presente en todas las partículas lipoproteicas capaces de penetrar la pared arterial. Cada partícula aterogénica contiene exactamente una molécula de ApoB, lo que convierte a este biomarcador en el mejor recuento real del número de partículas que pueden causar la enfermedad cardiovascular.

Al ser una partícula indispensable para la formación de una placa de ateroma, si somos capaces de controlar este valor, podemos evitar todas sus consecuencias.

¿Qué significa para tu salud?

La enfermedad cardiovascular no se produce por tener «el colesterol alto», sino por la acumulación progresiva de partículas aterogénicas dentro de las arterias. El ApoB cuantifica cuántas de esas partículas circulan por tu sangre. Cuanto mayor es el número, mayor es la probabilidad de que se depositen en la pared arterial y generen placas. El ApoB es uno de los biomarcadores con una relación causal más sólida con el infarto, el ictus y la mortalidad cardiovascular, incluso en personas jóvenes, delgadas y con analíticas aparentemente normales.

Rango óptimo

- menos de 80 mg/dL en personas sin factores de riesgo añadidos
- menos de 60 mg/dL —idealmente cerca de 50 mg/dL— en personas con riesgo elevado o antecedentes familiares

El ApoB es altamente modificable. Disminuye con la reducción de grasas saturadas y ultraprocesados, la mejora de la sensibilidad a la insulina, el aumento de fibra soluble y la optimización del peso corporal. El ejercicio regular, especialmente el aeróbico, también contribuye.

Lo que no aumenta el nivel de ApoB ni la cantidad de colesterol en sangre es el consumo de colesterol ni de huevos en la dieta. Cuando estas medidas no son suficientes, la evidencia es clara: la reducción farmacológica de ApoB reduce tu riesgo de muerte y eventos cardiovasculares.

Lipoproteína(a) – Lp(a)

La Lp(a) es una partícula similar al ApoB, pero con una diferencia clave: posee una afinidad mucho mayor por transportar lípidos oxidados, con un potente efecto proinflamatorio y aterogénico. A diferencia de otros factores de riesgo, sus niveles dependen casi exclusivamente de la genética.

¿Qué significa para tu salud?

La Lp(a) es uno de los factores de riesgo cardiovascular más potentes y más infradiagnosticados. Los niveles elevados se asocian con un mayor riesgo de infarto, ictus, estenosis valvular aórtica y enfermedad cardiovascular prematura, incluso en personas jóvenes con colesterol y LDL aparentemente excelentes. El problema es que no se mide de forma rutinaria y no se refleja en el colesterol total ni en el LDL. Muchas personas viven con un riesgo elevado sin saberlo.

Rango óptimo

Cuanto más bajo, mejor. Se considera que los valores por encima de 30 mg/dL señalan un factor de riesgo relevante.

Actualmente no disponemos de tratamientos eficaces para reducir la Lp(a), aunque hay terapias en desarrollo con resultados prometedores. Lo que sí podemos hacer es ser mucho más agresivos en el control del resto de los factores:

- ApoB por debajo de 50 mg/dL
- LDL por debajo de 70 mg/dL
- presión arterial por debajo de 120/80
- evitar completamente el tabaco

En personas con Lp(a) elevada, la prevención debe ser especialmente agresiva.

Triglicéridos

Los triglicéridos son la principal forma de almacenamiento de energía del organismo. Circulan en la sangre dentro de lipoproteínas y reflejan, en gran medida, cómo tu cuerpo gestiona el exceso energético, en especial el procedente de los hidratos de carbono.

¿Qué significa para tu salud?

Los triglicéridos elevados son una señal temprana de resistencia a la insulina y de disfunción metabólica. Aunque durante años se les restó importancia, hoy sabemos que se asocian con un mayor riesgo cardiovascular, el hígado graso, la pancreatitis y la mortalidad total. Además, suelen acompañarse de LDL pequeñas y densas, más aterogénicas, y de un HDL disfuncional. En la práctica, son uno de los primeros biomarcadores en deteriorarse cuando el metabolismo empieza a fallar.

Rango óptimo

- normal de laboratorio: menos de 150 mg/dL
- aceptable: menos de 100 mg/dL
- óptimo: menos de 70 mg/dL

Los valores persistentemente elevados indican un manejo deficiente de la energía, incluso en personas con peso normal. Los triglicéridos responden de forma rápida a la reducción de carbohidratos refinados, grasas saturadas y alcohol, al aumento de actividad física y a la mejora de la sensibilidad a la insulina. Cuando están elevados, rara vez es un hallazgo aislado. Son una señal clara de alarma metabólica.

Metabolismo de los hidratos de carbono

Existen cuatro formas principales de evaluar cómo tu cuerpo gestiona la glucosa:

- **Glucosa en ayunas.** Este fue el primer método utilizado y representa la captura de un momento exacto del día en que nuestra glucosa debería estar baja, pero no existe un componente temporal o de función. A pesar de que tiene utilidad, estamos dejando fuera el 99 % de la información.
- **Hemoglobina glicosilada (HbA1c).** En presencia de niveles altos de glucosa, la hemoglobina (la molécula que transporta el oxígeno en sangre) puede sufrir un cambio en su estructura (se le adhiere una glucosa, por eso glicosilada). La hemoglobina normalmente está dentro de los glóbulos rojos, y estos sobreviven en nuestra sangre cerca de unos noventa días; por eso, al medir la hemoglobina glicosilada, estamos evaluando nuestro nivel promedio de glucosa en los últimos tres meses. Esto es mucho más útil que la glucosa en ayunas, pero también tiene un punto débil: al tratarse de una media, los valores extremos se pierden entre los datos. Es decir, podemos experimentar picos de glucosa muy altos con niveles bajos entre los picos y tener una hemoglobina glicosilada del todo normal.
- **Monitorización continua de glucosa (MCG).** Sería el equivalente a grabar un película de tus niveles de glucosa durante quince días. Estos dispositivos de alta tecnología, a través de un electrodo similar a un cabello humano que se inserta en la piel, son capaces de medir de manera continua tus niveles de glucosa, observar el tamaño y la amplitud de los picos de glucosa, detectar cuánto varían tus niveles y sacar una media de cómo ha funcionado tu metabolismo durante ese tiempo.
- **Test de tolerancia oral a la glucosa (OGTT).** Es una prueba de esfuerzo para el metabolismo. Evalúa cómo responde tu cuerpo ante una carga estandarizada de glucosa y cuánto tarda en volver al equilibrio. Al saber exactamente cuánta glucosa ha entrado y

realizar mediciones de los niveles de insulina y glucosa sucesivas para observar la respuesta del organismo en tiempo real, es la prueba que aporta más información y la más estandarizada.

Rangos óptimos

- glucosa en ayunas: menos de 90 mg/dL
- HbA1c: menos del 5 %
- monitorización continua:
    - –menos de cuatro picos de glucosa por semana
    - –glucosa media: menos de 90 mg/dL
    - –variabilidad: menos del 15 %
- OGTT:
    - –glucosa:
        - 30 minutos: menos de 140 mg/dL
        - 60 minutos: menos de 140 mg/dL
        - 120 minutos: menos de 100 mg/dL
    - –insulina:
        - 30 minutos: menos de 40 µUI/mL
        - 60 minutos: menos de 60 µUI/mL
        - 120 minutos: menos de 20 µUI/mL

Insulina

La insulina es una hormona producida por el páncreas cuya función es permitir que la glucosa entre en las células. Cuando la glucosa se mantiene normal a costa de niveles elevados de insulina, estamos ante el inicio de la resistencia a la insulina.

¿Qué significa para tu salud?

Es uno de los biomarcadores más precoces y accionables de disfunción metabólica. Durante años puede mantenerse una apariencia de normalidad mientras el metabolismo se deteriora en silencio. Los niveles elevados de insulina se asocian con el aumento de grasa visceral, la inflamación, la dislipemia, la hipertensión, el hígado graso, el deterioro cognitivo, el riesgo cardiovascular y un acelerador del envejecimiento.

Rango óptimo

- insulina basal: menos de 5 µUI/mL

ALT (alanina aminotransferasa)

La ALT es una enzima presente en las células del hígado. Cuando estas células sufren estrés o daño, la ALT se libera a la sangre.

¿Qué significa para tu salud?

Es un marcador precoz de sobrecarga metabólica hepática. El hígado puede compensar durante años sin síntomas, pero la ALT suele elevarse antes de que aparezca cualquier manifestación clínica. Refleja la acumulación de grasa hepática, el consumo de alcohol, la resistencia a la insulina y el estrés metabólico global.

Rango óptimo

- mujeres: menos de 25 U/L
- hombres: menos de 30 U/L

Disminuye con la pérdida de grasa visceral, la mejora de la sensibilidad a la insulina y la reducción de azúcares, alcohol y ultraprocesados. El ejercicio regular, especialmente de fuerza combinado con aeróbico, tiene un impacto claro. La ALT suele mejorar antes de que el paciente note cambios subjetivos, lo que la convierte en un excelente marcador de respuesta temprana.

Hormonas

TSH *(hormona estimulante del tiroides, por sus siglas en inglés)*

La TSH es una hormona producida por la hipófisis, cuya función es regular la actividad de la glándula tiroides. Actúa como un sistema de control central: cuando el organismo percibe que la producción de hormonas tiroideas es insuficiente, la hipófisis aumenta la TSH para estimular al tiroides. Cuando hay exceso, la reduce.

¿Qué significa para tu salud?

La TSH suele ser el primer marcador en alterarse cuando existe un problema tiroideo, ya que su sistema de regulación es extremadamente sensible. Por este motivo, es una herramienta muy útil para detectar de forma precoz alteraciones como el hipotiroidismo, una condición cada vez más frecuente, en especial en mujeres jóvenes. Las hormonas tiroides son la señal que utiliza tu cuerpo para saber cuánta energía puede gastar. Una disminución de hormonas tiroideas causa un estado de enlentecimiento metabólico, aumento de peso y bajo gasto energético; un aumento produce la situación contraria.

Rango óptimo

- 0,5–2,0 mUI/L

La función tiroidea depende de un adecuado aporte de yodo, selenio, hierro y zinc, así como de una disponibilidad energética suficiente. Los déficits calóricos crónicos, el estrés fisiológico, la privación de sueño y los desequilibrios hormonales alteran su regulación. Dormir bien, comer lo suficiente y reducir el estrés son intervenciones fundamentales.

Cortisol

El cortisol es la principal hormona de respuesta al estrés y una pieza central en la regulación del metabolismo, la presión arterial, la inflamación y el ritmo sueño-vigilia. Su secreción sigue un patrón circadiano bien definido: un pico alto al despertar, seguido de un descenso progresivo durante el día. Aunque se ha demonizado en los últimos años, el cortisol es imprescindible para la vida. Nadie podría sobrevivir más de cuarenta y ocho horas sin él. Tenerlo demasiado bajo puede ser tan perjudicial como tenerlo elevado de forma crónica.

¿Cómo medirlo?

- Cortisol matutino en sangre: evalúa el pico inicial al despertar.
- Curva de cortisol en saliva: cuatro mediciones a lo largo del día para valorar el patrón completo.

¿Qué significa para tu salud?

Un cortisol elevado de forma crónica mantiene al cuerpo en estado de alerta permanente. A corto plazo puede mejorar el rendimiento, pero a largo plazo favorece la resistencia a la insulina, la acumulación de grasa visceral, la pérdida de masa muscular, las alteraciones del sueño, la hipertensión y la inflamación persistente. En el extremo opuesto, un cortisol bajo de forma persistente reduce la capacidad de respuesta ante el estrés físico o mental. Se asocia con la fatiga, la intolerancia al ejercicio, la dificultad para mantener la glucosa estable, la hipotensión y la menor resiliencia frente a las infecciones.

Rango óptimo

- cortisol matutino: 10-18 µg/dL

Testosterona

La testosterona es una hormona sexual con funciones que van mucho más allá de la reproducción. Influye directamente en la masa muscular, la densidad ósea, la distribución de grasa, la energía, la motivación, la función cognitiva y la salud cardiovascular.

¿Qué significa para tu salud?

En hombres, los niveles bajos se asocian con la pérdida progresiva de masa y fuerza musculares, el aumento de la grasa visceral, la resistencia a la insulina, la disminución de la densidad ósea, la fatiga, un bajo estado de ánimo y un mayor riesgo cardiometabólico. En las mujeres posmenopáusicas, el descenso brusco de la testosterona se relaciona con la pérdida de masa muscular, la disminución del deseo sexual, una menor vitalidad, una peor calidad ósea y el deterioro cognitivo. Aunque se hable menos de ello, también es relevante para la salud femenina.

Rango óptimo

Es variable según el laboratorio. En general, la mayoría de las personas deberían situarse en la mitad superior del rango fisiológico, teniendo en cuenta la variabilidad individual.

Estrategias para optimizarla

Dormir bien, entrenar fuerza, mantener una adecuada masa muscular, reducir el estrés crónico y asegurar un aporte nutricional suficiente son pilares fundamentales. El exceso de grasa visceral y la inflamación crónica reducen su disponibilidad. Por otro lado, algunos suplementos, como la *Fadogia agrestis* o el tongkat ali, tienen incidencia en el aumento de los niveles de testosterona. Igualmente, la terapia de reemplazo de testosterona bien indicada puede mejorar de forma significativa la función, la calidad de vida y los parámetros clave de salud, siempre con un seguimiento médico riguroso.

Estradiol

El estradiol es el principal estrógeno activo del organismo. Aunque se asocia casi exclusivamente a la salud femenina, también cumple funciones relevantes en los hombres. Regula la salud ósea, la función vascular, el metabolismo, la cognición y la integridad de múltiples tejidos.

¿Qué significa para tu salud?

En la mujer, sobre todo durante la perimenopausia y menopausia, el estradiol es uno de los indicadores más fiables del estado de salud global. Sus niveles reflejan el equilibrio del sistema cardiovascular, óseo, metabólico y cerebral.

Durante la perimenopausia aparecen fluctuaciones hormonales con picos y caídas irregulares que se asocian con alteraciones del sueño, cambios del estado de ánimo, aumento de grasa visceral, pérdida de masa muscular y deterioro de la sensibilidad a la insulina. Y, en la menopausia, el descenso sostenido del estradiol acelera la pérdida ósea, empeora la función endotelial y se asocia con un aumento claro del riesgo cardiovascular y del deterioro cognitivo.

Rango óptimo

- mujeres posmenopáusicas en tratamiento: 50-150 pg/mL

Estrategias para optimizarlo

Una vez agotada la reserva ovárica, el organismo pierde la capacidad de producir estrógenos en cantidad suficiente. En ese contexto, la intervención más eficaz y coherente desde una perspectiva de salud a largo plazo es la terapia de reemplazo hormonal, siempre bien indicada, personalizada y monitorizada.

LA INFLAMACIÓN CRÓNICA

PCR ultrasensible

La proteína C reactiva ultrasensible es un marcador de inflamación sistémica de bajo grado. No identifica el origen del problema, pero sí revela si el organismo opera en un estado inflamatorio crónico.

¿Qué significa para tu salud?

La inflamación crónica silenciosa es uno de los grandes aceleradores del envejecimiento. Una PCR elevada se asocia con un mayor riesgo cardiovascular, resistencia a la insulina, una peor recuperación, fragilidad y una mayor mortalidad. Es especialmente valiosa en prevención porque se eleva cuando aún no existen síntomas evidentes.

Rango óptimo

- menos de 1,0 mg/L

Estrategias para mejorarla

Pérdida de grasa visceral, entrenamiento de fuerza y aeróbico regular, sueño suficiente y una dieta antiinflamatoria basada en alimentos reales. El control de la salud periodontal, el manejo de la apnea del sueño y la reducción del alcohol suelen marcar diferencias importantes. Optimizar los niveles de omega-3 y vitamina D ayuda a disminuir los niveles.

Homocisteína

La homocisteína es un aminoácido intermediario del metabolismo de la metionina. En condiciones normales se recicla de forma eficiente gracias a vías dependientes de vitaminas del grupo B. Cuando este sistema falla, la homocisteína se acumula y daña el endotelio vascular.

¿Qué significa para tu salud?

Una homocisteína elevada se asocia con mayor riesgo cardiovascular, rigidez arterial, deterioro cognitivo y eventos trombóticos. A diferencia de otros marcadores, no solo señala riesgo, sino que participa activamente en el daño vascular. Puede estar elevada incluso en personas jóvenes y aparentemente sanas, reflejando déficits nutricionales o variantes genéticas que pasan desapercibidas durante años.

Rango óptimo

• menos de 8 µmol/L

Estrategias para optimizarla

Optimizar el folato (preferiblemente metilado), la vitamina B12 y la vitamina B6. En algunos casos, las variantes genéticas en enzimas, como el MTHFR, requieren un enfoque más personalizado. También influyen el consumo elevado de alcohol, el tabaquismo, el estrés crónico y la función renal, por lo que la estrategia no debe limitarse solo a suplementar.

Otros marcadores relevantes en sangre

Cistatina C

La cistatina C es una proteína producida de forma constante por prácticamente todas las células del organismo y eliminada casi en exclusiva por el riñón. Su concentración en sangre refleja de manera directa la capacidad real de filtrado renal. A diferencia de la creatinina, no depende de la masa muscular, del nivel de actividad física o del consumo de creatina, lo que la convierte en una herramienta especialmente útil en personas deportistas, delgadas o con cambios importantes de composición corporal.

¿Qué significa para tu salud?

La reducción de la función renal se asocia con un mayor riesgo cardiovascular, inflamación crónica, deterioro metabólico y una mayor mortalidad, incluso cuando no existen síntomas. La cistatina C permite detectar cambios de forma más precoz y fiable que la creatinina. Los riñones tienen una gran reserva funcional (podemos vivir con un solo riñón), pero también una desventaja crítica: cuando se pierde función, recuperarla suele ser muy difícil. Por eso, medir a tiempo marca la diferencia.

Rango óptimo

- de 0,6 a 0,9 mg/L. **Filtrado glomerular estimado:** mayor de 90 mL/min/1,73 m²

P-tau

La proteína tau es esencial para la estabilidad estructural de las neuronas. Cuando estas sufren daño o degeneración, tau se libera al espacio extracelular y puede detectarse en fluidos biológicos. Estudios recientes han demostrado que esta proteína comienza a elevarse con más de diez años de anticipación a los primeros síntomas del alzhéimer.

¿Qué significa para tu salud?

Los niveles elevados de tau en sangre pueden reflejar un daño neuronal activo o la pérdida acelerada de integridad cerebral. Se asocian con el deterioro cognitivo y un mayor riesgo de enfermedad de Alzheimer y otras enfermedades neurodegenerativas.

Rango óptimo

Depende del método analítico y del subtipo medido. En la práctica, el objetivo es mantener niveles lo más bajos posible dentro del rango fisiológico del método utilizado.

Estrategias para optimizarlo

No se trata de «bajar tau» como tal, sino de reducir el daño neuronal que la eleva. Las intervenciones con mayor impacto incluyen: optimizar la salud metabólica, reducir la inflamación crónica, proteger el sueño profundo, mantener la actividad física regular y controlar los factores como la resistencia a la insulina, la hipertensión, la apnea del sueño y el sedentarismo.

Nutrientes (vitamina D, cobre, zinc, magnesio intraeritrocitario, índice omega-3, folato, vitamina A, vitamina B12)

Son biomarcadores funcionales que reflejan si el organismo dispone de los elementos necesarios para que sus sistemas básicos funcionen correctamente. Actúan como cofactores enzimáticos, reguladores hormonales, moduladores de inflamación y protectores estructurales de tejidos como el hueso, el músculo y el cerebro.

¿Qué significa para tu salud?

Los déficits leves pero sostenidos son una de las causas más frecuentes de fatiga, peor recuperación, alteraciones hormonales, inflamación crónica y deterioro cognitivo progresivo. El problema es que rara vez generan síntomas claros al inicio. Cuando aparecen, suelen ser vagos e inespecíficos y limitan la calidad de vida durante años. En numerosas ocasiones, he visto pacientes que llevaban mucho tiempo buscando soluciones complejas y, al corregir los micronutrientes básicos, el problema desaparece.

Rangos óptimos

- vitamina D (25-OH): de 60 a 90 ng/mL
- cobre: de 80 a 120 µg/dL
- zinc: de 90 a 120 µg/dL
- magnesio intraeritrocitario: de 5,0 a 6,5 mg/dL
- índice omega-3 (EPA+DHA): del 12 al 20 %
- folato: de 10 a 20 ng/mL
- vitamina A: de 45 a 65 µg/dL
- vitamina B12: de 600 a 900 pg/mL

Estrategias para optimizarlos

La base es una alimentación de alta calidad, pero en la práctica no siempre es suficiente. La calidad del alimento, el estrés, la inflamación, el entrenamiento intenso, la edad y ciertas variantes genéticas modifican necesidades individuales. Por eso, suplementar sin medir es impreciso. Medir, corregir déficits, reevaluar y ajustar es lo que realmente funciona.

Estudio DEXA (composición corporal total)

El escáner DEXA (*Dual-Energy X-ray Absorptiometry*) es una prueba de imagen que utiliza los rayos X de muy baja dosis para evaluar con gran precisión la composición corporal y la salud ósea. Es una de las herramientas más fiables y reproducibles para medir cómo está distribuido tu cuerpo por dentro, más allá del peso o del índice de masa corporal. De un DEXA obtenemos cinco biomarcadores esenciales:

1. **IMMA (índice de masa muscular apendicular) e IMLG (índice de masa libre de grasa).** El IMMA mide la masa muscular magra de brazos y piernas ajustada por altura. Es uno de los mejores indicadores de masa muscular funcional, porque se centra en el músculo que en realidad utilizamos para movernos, cargar peso y mantener la independencia. Y el IMLG mide la masa libre de grasa total ajustada por altura (músculo, hueso, agua y órganos) y aporta una visión más global de la estructura y del «motor metabólico» del cuerpo. Estos dos valores son, en conjunto, una de las mejores formas de evaluar tu masa muscular, probablemente el marcador protector más importante para tu futuro.

   Rango óptimo: depende de la edad y el sexo, así que lo ideal es evaluarlo por percentiles: cómo te comparas con personas de tu misma edad y sexo. Un objetivo realista y alcanzable es superar el percentil 75, es decir, tener más músculo que el 75 % de tu grupo. El músculo es tu seguro de vida: cuanto más alto, mejor. Y lo usamos para validar que la estrategia funciona (entrenamiento, nutrición, sueño, estado hormonal). Si no conseguimos el objetivo de aumentar la masa muscular, debemos realizar ajustes.

2. **Porcentaje de grasa corporal.** Indica qué proporción del peso corresponde a grasa. En términos prácticos, es una medición accesible del balance energético: si comes más de lo que necesitas, se almacena como grasa. El valor absoluto refleja tu reserva energética total. Si el porcentaje es demasiado alto, suele in-

dicar exceso crónico de energía. Y su evolución en el tiempo es una brújula: si baja, estás en déficit; si sube, estás en superávit. **Rango funcional amplio:** puede variar entre el 12 y el 28 %, con valores normalmente más altos en mujeres.

3. **Grasa visceral.** Es la grasa acumulada alrededor de los órganos abdominales. Es metabólicamente activa y altamente inflamatoria. Suele aparecer cuando excedemos nuestra capacidad de almacenamiento subcutáneo y es uno de los factores de riesgo más importantes para múltiples enfermedades. En un DEXA se mide en gramos: cuanto menos, mejor. **Rango objetivo:** un objetivo razonable es menos de 400 gramos de grasa visceral total.

4. **Densidad mineral ósea.** Mide la cantidad de mineral (principalmente calcio) presente en el hueso. Es el principal indicador de resistencia ósea y riesgo de fractura. La pérdida de densidad ósea suele ser silenciosa durante años, así que detectarla de forma precoz permite intervenir antes del primer evento grave, una fractura, que en edades avanzadas puede cambiarlo todo. Se expresa con dos medidas:
   - **T-score:** compara con un adulto joven sano.
   - **Z-score:** compara con personas de tu misma edad y sexo.

Objetivo general: mantener ambos en valores positivos y, si es posible, por encima de 1.

Prueba de esfuerzo VO_2máx

El VO_2máx es la cantidad máxima de oxígeno que tu organismo puede utilizar durante el ejercicio intenso. Refleja la capacidad integrada del corazón, los pulmones, la sangre, el músculo y las mitocondrias para transportar y utilizar oxígeno de forma eficiente. En términos prácticos, es la mejor medida global de la aptitud cardiorrespiratoria y uno de los indicadores más potentes de tu futuro biológico.

¿Qué significa para tu salud?

Un VO_2máx elevado se asocia de forma consistente con un menor riesgo cardiovascular, una menor mortalidad por cualquier causa, una mejor función metabólica y una mayor independencia funcional con el paso de los años. Es uno de los biomarcadores con mayor poder predictivo de longevidad que conocemos. Cuando el VO_2máx es bajo, la reserva funcional se estrecha. Actividades cotidianas como caminar rápido, subir escaleras o cargar peso requieren un porcentaje cada vez mayor de tu capacidad máxima. Esto acelera la fatiga, limita la recuperación y aumenta el riesgo de enfermedad y fragilidad a medida que envejecemos.

Rango óptimo en longevidad

El valor absoluto depende de la edad y el sexo, pero el objetivo es claro: situarse en los percentiles altos de tu grupo. Al igual que ocurre con la masa muscular, debemos aspirar, como mínimo, a estar mejor que el 75 % de las personas de nuestra misma edad y sexo. A partir de ahí, cuanto más alto sea el valor, mejores son tus probabilidades de mantener la salud, la autonomía y la calidad de vida a largo plazo.

Estrategias para mejorarlo

El VO_2máx es altamente entrenable. El ejercicio aeróbico estructurado y sobre todo el trabajo a intensidades altas bien programado producen mejoras significativas incluso en edades avanzadas. El entrenamiento de fuerza contribuye de forma indirecta al mejorar la eficiencia muscular y la tolerancia al esfuerzo. El trabajo en zona 2 mejora la capacidad mitocondrial y la producción eficiente de energía. La combinación de estas estrategias es la forma más efectiva de expandir tu reserva cardiorrespiratoria. El entrenamiento en intervalos de alta intensidad produce las mejoras más significativas en este biomarcador.

Genética

Un estudio genético no es un biomarcador en el sentido estricto de la palabra, ya que no cambia a lo largo de la vida. Es, más bien, una lectura de tu manual de instrucciones con el objetivo de identificar los «errores de fábrica» o las variantes genéticas con las que nacemos. Estas variaciones pueden conferir ventajas o desventajas en relación con el riesgo de desarrollar determinadas enfermedades. Conocerlas no significa aceptar un destino inevitable, sino disponer de información que nos permite anticiparnos, vigilar con mayor precisión y actuar antes de que aparezca el problema.

Un ejemplo clásico que he encontrado en algunas pacientes es la presencia de mutaciones en los genes BRCA1 o BRCA2, que confieren un riesgo muy elevado de cáncer de mama y ovario, incluso en edades tempranas. En casos seleccionados, tras cumplir los deseos reproductivos, algunas mujeres optan por cirugías preventivas. Aunque son intervenciones agresivas, permiten adelantarse a la enfermedad y, en muchas ocasiones, evitarla por completo.

La genética habla de riesgos, casi nunca de diagnósticos ni de sentencias definitivas. En la mayoría de los casos no requiere decisiones extremas, pero sí permite dirigir con mayor precisión las estrategias de prevención, detección precoz y estilo de vida.

Un estudio genético solo se realiza una vez en la vida, lo que lo convierte en una de las inversiones más rentables a largo plazo. Es una herramienta poderosa para personalizar la medicina y dejar de aplicar estrategias genéricas en biologías individuales.

Bibliografía del bloque 2

A través de los siguientes QR puedes acceder a una completa bibliografía con artículos científicos descargables e información ampliada de los capítulos del libro:

El asesino silencioso. La aterosclerosis y las enfermedades cardiovasculares

El ladrón de recuerdos. El alzhéimer y las demencias

El enemigo de las mil caras: el cáncer

La inflamación crónica

Las enfermedades metabólicas

La sarcopenia

La verdad en forma de datos. Biomarcadores

Bloque 3
Los pilares de la longevidad

Entrenar para poder disfrutar de la vida. El ejercicio físico

A partir de los treinta y cinco años, la gran mayoría de nosotros ya no entrenaremos con un objetivo de excelencia deportiva. No buscamos ganar una Copa del Mundo, clasificarnos para unos Juegos Olímpicos ni competir en el Tour de Francia. Esta realidad provoca que muchas personas que llevaron una vida relativamente activa se vuelvan poco a poco sedentarias tan solo porque dejan de ver un propósito claro en el entrenamiento. Otros continúan entrenando, pero lo hacen con un objetivo sobre todo estético. Para ellos, la actividad física es una herramienta para verse bien. En muchos casos, el entrenamiento desaparece en el momento en que deja de ser necesario para atraer a una pareja, coincidiendo con el matrimonio, los hijos y las nuevas prioridades vitales.

Por eso, antes de entrar en este tema, debemos entender el verdadero porqué. Esta es una conversación que tengo con el cien por cien de mis pacientes el día que deciden ponerse en mis manos. Necesito que comprendas algo esencial: no te voy a pedir que entrenes para ganar una competición ni para ser el más atractivo de la playa el próximo verano. A partir de este momento, entrenas por tu vida, por tu salud y por tu libertad. Debes interiorizar que entrenar es la acción más potente que conocemos hasta la fecha para garantizar que podrás seguir disfrutando de tu vida, reducir de forma drástica la probabilidad de enfermar y, además, alargar los años de calidad que vas a vivir. Desde ahora, el entrenamiento deja de ser una opción y pasa a convertirse en una parte indispensable de tu vida, tan importante como beber agua, respirar, comer o dormir.

Una de las preguntas más frecuentes cuando alguien decide optimizar su estilo de vida es: «¿Por dónde empiezo?». En un mar de información en apariencia infinita, ¿cuál es el primer paso que en realidad marca una diferencia? Hay algo en lo que todos podemos estar de acuerdo: el tiempo es nuestro bien más valioso y limitado. Por lo tanto, deberíamos optimizar cada minuto que dedicamos a mejorar nuestra salud para obtener el mayor beneficio con la menor inversión posible. Siguiendo este principio, si solo dispusiéramos de una hora a la semana para hacer algo que mejore nuestra vida, no existe una inversión mejor que dedicarla a algún tipo de actividad física.

En capítulos anteriores ya hemos hablado de algunos beneficios del entrenamiento, pero merece la pena detenernos con más detalle en todo lo que ocurre dentro de nuestro cuerpo cuando hacemos ejercicio.

Actualmente, el músculo está reconocido como un órgano del sistema endocrino, al mismo nivel que la glándula tiroides, las suprarrenales, el páncreas o la hipófisis. Todos los órganos del sistema endocrino comparten una característica fundamental: producen sustancias que se liberan a la sangre, llamadas hormonas, que viajan a otros órganos y que modifican su actividad biológica. Son mensajeros moleculares que indican al resto del cuerpo cómo debe actuar. El músculo entró en este selecto grupo gracias al descubrimiento de las mioquinas, unas moléculas producidas por el tejido muscular que se liberan al torrente sanguíneo y mejoran el funcionamiento de prácticamente todos los sistemas del organismo. Pero el músculo tiene una diferencia crucial respecto al resto de los órganos endocrinos: está conectado directamente al cerebro, lo que nos permite contraerlo de forma voluntaria. Esto significa que podemos decidir, de manera consciente, aumentar la producción de estas hormonas musculares mediante el ejercicio físico. Es el equivalente a tener la farmacia más completa del mundo dentro de tu cuerpo, con una única condición: solo se activa si te mueves.

Ya hemos mencionado algunos de los beneficios del entrenamiento, pero conviene recordarlos de forma clara:

- **Impacto metabólico.** Cada vez que entrenas, tus músculos liberan señales que aumentan la sensibilidad a la insulina, facilitan la entrada de glucosa en las células y obligan al organismo a utilizar la grasa de forma más eficiente. El entrenamiento puede transformar por completo el terreno metabólico de una persona, reduciendo la inflamación, la grasa visceral y el riesgo de enfermedades crónicas. No existe ningún fármaco capaz de reproducir todos estos efectos simultáneamente.
- **Efectos sobre el cerebro.** Cada contracción muscular libera sustancias que protegen las neuronas, favorecen la creación de nuevas conexiones y mejoran funciones clave como la memoria, el estado de ánimo y la capacidad de concentración. Entrenar no solo fortalece el cuerpo, fortalece literalmente la estructura y el funcionamiento del sistema nervioso. Es una de las intervenciones más potentes para mantener un cerebro joven.
- **Beneficios cardiovasculares e inmunológicos.** El ejercicio mejora la función del endotelio, reduce la presión arterial, aumenta la capacidad del corazón para bombear sangre y disminuye la inflamación crónica. Todo esto ocurre porque las mioquinas restauran el equilibrio interno y preparan al organismo para responder mejor al estrés. Es un sistema de protección integral que se activa cada vez que entrenas con intención.

Moverte siempre será mejor que no moverte, pero no todos los tipos de actividad física generan los mismos beneficios para la salud. Y dado que el tiempo es limitado, debemos centrar nuestros esfuerzos en aquellas actividades que impactan de forma directa en los biomarcadores que determinan nuestra longevidad. Por este motivo, divido la actividad física en dos grandes grupos:

- **Actividad física estructurada:** entrenamiento con una planificación específica, orientado a modificar biomarcadores clave
  como la masa muscular, el VO_2máx o la resistencia a la insulina.
- **Actividad física no estructurada:** cualquier otra forma de movimiento, normalmente asociada al ocio, al deporte recreativo o a
  la vida cotidiana.

Nos centraremos en la actividad física estructurada, en entender qué ocurre realmente en el cuerpo y por qué no podemos susti-
tuir una sesión de entrenamiento de fuerza por un partido de tenis,
ni una sesión de VO_2máx por una clase de pilates. Esto no significa
que el yoga, el pilates o el pádel no sean actividades valiosas. Al contrario, comparado con estar sentado en el sofá, cualquier forma de
movimiento supone un beneficio enorme para la salud física y mental. Pero cuando hablamos de optimizar los biomarcadores y la longevidad, no son intercambiables.

Los tres pilares fundamentales de cualquier protocolo de actividad física son el entrenamiento de fuerza, el entrenamiento en zona
2 y el entrenamiento de VO_2máx. La proporción de cada uno de estos
varía en función de nuestro punto de partida, pero en términos generales deberíamos dividir nuestro tiempo disponible en la semana de la
siguiente forma: 40 % de fuerza, 40 % de zona 2 y 20 % de VO_2máx.

ENTRENAMIENTO DE FUERZA

Sin lugar a dudas, dos de los biomarcadores más relevantes para
predecir nuestros años de vida, tanto por la magnitud de su efecto
como por la abundancia de evidencia científica que lo respalda una
y otra vez, son la masa muscular y la fuerza muscular.

La masa muscular se refiere a la cantidad total de músculo que
tenemos en el cuerpo, mientras que la fuerza muscular describe la
capacidad de esos músculos para generar tensión y mover una resistencia. Existe una relación directa entre ambos marcadores: unos

músculos más grandes contienen más fibras contráctiles y, en consecuencia, pueden generar mayor fuerza.

Es cierto que existen diferencias entre masa y fuerza que resultan especialmente relevantes en el alto rendimiento deportivo, donde se puede optimizar el entrenamiento para maximizar una sola variable. Un velocista de cien metros busca generar la máxima fuerza en las piernas sin aumentar demasiado su peso corporal, ya que un exceso de masa le haría más lento. En el extremo opuesto, un culturista profesional busca maximizar el tamaño de cada músculo sin que la fuerza máxima sea su principal objetivo. Pero esta no es la situación del 99,9 % de los lectores. En el contexto de la salud y la longevidad, masa muscular y fuerza pueden considerarse casi intercambiables. Ambas reflejan la capacidad funcional del organismo y ambas están estrechamente ligadas a la supervivencia, la independencia y la calidad de vida.

¿Qué ocurre cuando realizamos un entrenamiento de fuerza?

A nivel microscópico, nuestros músculos están formados por estructuras llamadas sarcómeros, que podemos imaginar como pequeños muelles capaces de acortarse y alargarse en respuesta a un estímulo. Aunque el cambio de longitud de cada sarcómero es minúsculo, la contracción simultánea de millones de ellos genera el movimiento que percibimos de forma macroscópica. Los sarcómeros se organizan en serie, uno detrás de otro, y forman largas cadenas conocidas como fibras musculares. Estas fibras se conectan a los huesos mediante los tendones, que, cuando se acortan, tiran del hueso produciendo el movimiento. Cada músculo está compuesto por cientos de miles de fibras musculares. El número de fibras viene determinado desde el nacimiento; no podemos crear fibras nuevas, pero sí podemos modificar su longitud y su capacidad funcional.

Cuando realizamos un entrenamiento de fuerza, llevamos un grupo muscular a un nivel de esfuerzo extremo. Forzamos la contracción de prácticamente todos sus sarcómeros para vencer una resistencia elevada. Este nivel de tensión genera microlesiones estructurales: millones de sarcómeros no son capaces de tolerar las fuerzas producidas y se rompen. Al finalizar el entrenamiento, el organismo activa una respuesta inflamatoria controlada con el objetivo de señalizar que ha ocurrido un daño que debe repararse. En este contexto, la inflamación no es negativa; es el punto de partida del proceso adaptativo.

¿Y cómo se repara una fibra muscular cuyos extremos se han separado? Alargando ambos extremos hasta que vuelvan a encontrarse en el centro. El resultado final es una fibra más larga, con más unidades contráctiles en serie y, por tanto, capaz de generar más fuerza. Este proceso se conoce como hipertrofia muscular y es el mecanismo por el cual aumentan tanto la masa como la fuerza muscular. Por este motivo, el entrenamiento de fuerza debe seguir unas pautas específicas: su objetivo es generar el estímulo suficiente para producir microlesiones, permitir una reparación adecuada y provocar una adaptación estructural positiva.

ENTRENAMIENTO EN ZONA 2

Este tipo de entrenamiento es el menos conocido y, a primera vista, el menos intuitivo. Parece demasiado suave, casi como si no tuviera sentido. Todos tenemos la sensación de que, si aumentamos la intensidad, el resultado será mejor. Pero la importancia del entrenamiento en zona 2 no radica en el sufrimiento ni en el esfuerzo máximo, sino en la forma en que tu cuerpo produce energía. Y como toda la energía se produce en las mitocondrias, esto, en el fondo, es entrenamiento mitocondrial: estás mejorando tu rendimiento a nivel celular. Piensa en tus células como si fueran un coche híbrido. A baja velocidad puede usar electricidad, una fuente limpia y eficiente. Pero cuando necesitas acelerar, entra el motor de combustión, más sucio y menos eficiente. En tus mitocondrias ocurre algo parecido: cuan do la demanda de energía es baja, el cuerpo prefiere un combustible limpio y eficiente, las grasas. Cuando la demanda sube, se ve obligado a recurrir de forma creciente a la glucosa y al lactato, que son fuentes de energía más rápidas, pero menos eficientes.

Para entenderlo, imaginemos que sales a correr cinco kilómetros. Al principio caminas rápido para calentar. En ese punto, la oxidación de grasa (el proceso de convertir grasa en energía) es suficiente para mantenerte en movimiento. Es una vía lenta, pero muy eficiente. Un gramo de grasa contiene más del doble de energía que un gramo de glucosa, y además almacenamos grasa en cantidades enormes. Por eso, mientras el cuerpo pueda, la grasa es el combustible ideal. Tras unos minutos empiezas a trotar. Aumenta la demanda energética y la grasa empieza a quedarse corta como fuente única. Entonces el organismo incrementa poco a poco el uso de hidratos de carbono, sobre todo glucosa, que es un combustible de peor calidad, pero que puede convertirse rápidamente en energía. Este proceso se llama glucólisis. La glucólisis utiliza glucosa y oxígeno o «aire» para producir energía, de ahí el término «ejercicio aeróbico». En esta etapa, el organismo utiliza las reservas de hidratos en forma de glucógeno que se almacenan en el hígado y en el músculo, pero, a diferencia de la grasa, estas reservas son limitadas y producen menos energía. Durante una actividad física intensa, tenemos entre sesenta y noventa minutos de reservas de glucógeno para realizar cualquier actividad; transcurrido este tiempo, aparece un déficit masivo de energía con una pérdida del rendimiento, mareos y fatiga extrema. Por eso los corredores o ciclistas de largas distancias consumen geles de glucosa durante la carrera, para tener un flujo de energía constante y mantener la función aeróbica.

Tras diez minutos de caminar, empezamos a correr a un ritmo que supone un esfuerzo moderado. En este punto, nuestro organismo prácticamente ha dejado de utilizar la grasa para producir energía y depende del oxígeno y la glucosa almacenada; es una forma rápida de producir energía, pero también es menos eficiente y menos sostenible. Es en este nivel de metabolismo energético en el que se mantienen la mayoría de los atletas de élite de largas distancias durante una carrera, como los maratonistas o los ciclistas del Tour de Francia, porque es la mayor intensidad que un cuerpo humano puede sostener durante un periodo largo de tiempo. Cuando queda un kilómetro y medio para terminar nuestro entrenamiento, miramos el cronómetro y nos damos cuenta de que estamos muy cerca de vencer nuestra marca personal, así que decidimos aumentar aún más el ritmo. Ahora la vía aeróbica se vuelve insuficiente; no llega suficiente oxígeno a las células para poder mezclar con la glucosa y nos acercamos a nuestro VO_2máx (el punto de máximo consumo de oxígeno de nuestro cuerpo). En vista de la situación de falta de energía, la célula decide activar una tercera vía de producción de energía, transformar la glucosa en lactato, y es durante este proceso cuando se produce energía de manera muy rápida sin necesidad de utilizar oxígeno; por eso se llama entrenamiento anaeróbico. El metabolismo anaeróbico es muy rápido pero muy ineficiente. La misma molécula de glucosa que en condiciones aeróbicas produce 32 moléculas de ATP —es decir, 32 unidades de energía—, en condiciones anaeróbicas produce tan solo dos moléculas de ATP. Además, el producto resultante de metabolizar la glucosa de esta forma, el lactato, comienza a acumularse dentro del músculo, el cual lo libera a la sangre y viaja hasta el hígado, donde se recicla convirtiéndolo de nuevo en glucosa; el hígado lo envía de vuelta a los músculos para generar más energía. Este proceso se llama el ciclo de Cori.

Observamos nuestro reloj inteligente y vemos que nos quedan quinientos metros para llegar a la meta y que llevamos veintitrés minutos de carrera. Recuerdas que escuchaste a alguien decir en redes sociales que correr cinco kilómetros en menos de veinticinco minutos es un signo inequívoco de que vivirás para siempre, así que decides empezar esprintar a la máxima velocidad hasta la meta. Ahora la velocidad de producción de lactato supera la velocidad de reciclaje del hígado y el lactato comienza a acumularse. A medida que se acumula lactato en el músculo, el ambiente se hace más ácido (disminuye el pH).

El ambiente ácido empeora dramáticamente toda nuestra maquinaria de producción de energía. Las enzimas que participan en la contracción muscular funcionan peor y sientes que tus músculos ya no se contraen con la misma fuerza por mucho que lo intentes. Tu frecuencia cardiaca sigue subiendo en un intento de llevar la mayor cantidad de oxígeno posible a tu cuerpo, pero no es suficiente, por lo que empieza a disminuir el rendimiento. A cincuenta metros de tu objetivo, crees que ya no tienes energía para llegar, por lo que te ves obligado a bajar la velocidad, pero te fuerzas a acabar a base de fuerza de voluntad. Has alcanzado el límite de tu capacidad cardiorrespiratoria y, al llegar a los cinco kilómetros, te desplomas durante tres minutos, el tiempo que necesitas para tener suficiente energía con la que poder ponerte en pie.

Esa historia resume las etapas del metabolismo durante un entrenamiento cardiovascular. Y se relaciona con algo que es probable que hayas visto en tu reloj o en una app deportiva, las zonas de entrenamiento.

Zona 1: desde el reposo hasta el punto en que el cuerpo empieza a necesitar algo de glucosa para cubrir la demanda.

Zona 2: la grasa sigue siendo la fuente principal de energía, pero ya se usa algo de glucosa para complementar. Aquí se encuentra el FatMax, la intensidad en la que quemas la mayor cantidad de grasa posible por minuto.

Zona 3: el reparto energético se acerca a un 50/50 entre grasa y glucosa. Aumenta el lactato en sangre, pero se recicla a una velocidad suficiente para no acumularse.

Zona 4: la glucosa domina como combustible. El lactato se produce más rápido de lo que se recicla y empieza a acumularse de forma constante. Las mitocondrias están cerca del límite.

Zona 5: domina el metabolismo anaeróbico. La energía depende en gran parte de producir lactato, lo que permite una intensidad altísima durante muy poco tiempo. El lactato se acumula, baja el pH y el rendimiento se derrumba.

Ese es el significado real de las zonas, una aproximación práctica a lo que está ocurriendo en tu metabolismo a medida que aumentas la intensidad del ejercicio. Y ahora, a partir de esta base, podemos entender por qué la zona 2, aunque parezca simple, es una de las herramientas más poderosas para construir la salud a largo plazo.

¿Cómo saber en qué zona me encuentro?

Existen muchas formas de estimar las zonas de entrenamiento. La más exacta es a través de los niveles de lactato en sangre, pero esto solo tiene sentido en un laboratorio de fisiología del ejercicio o para optimizar el rendimiento de deportistas de élite. Para la gran mayoría de las personas, hay métodos mucho más simples, prácticos y suficientemente precisos. La forma más sencilla es utilizar la frecuencia cardiaca junto con la edad. Nuestro corazón tiene una frecuencia máxima teórica que disminuye de manera relativamente constante con los años. De forma aproximada, perdemos un latido máximo por cada año de vida. A partir de esa frecuencia máxima, podemos estimar las distintas zonas de entrenamiento como porcentajes del máximo teórico. La fórmula clásica para calcular la frecuencia cardiaca máxima es: *FCmáx = 220 – edad*.

A partir de ahí, utilizamos los siguientes rangos aproximados:

• zona 2: del 60 al 70 % de la FCmáx
• zona 3: del 70 al 80 % de la FCmáx
• zona 4: del 80 al 90 % de la FCmáx
• zona 5: del 90 al 100 % de la FCmáx

Pongamos un ejemplo práctico. En una persona de cincuenta años, la frecuencia cardiaca máxima estimada sería de 170 latidos por minuto (220 – 50). Su rango de entrenamiento en zona 2 estaría, por tanto, entre 102 y 119 latidos por minuto (170 × 0,6 y 170 × 0,7).

Otra forma muy útil de saber si estás entrenando en zona 2 es la escala de percepción de esfuerzo. Como su nombre indica, consiste en valorar subjetivamente el esfuerzo que estás realizando en una escala del 1 al 10. En esta escala, la zona 2 corresponde aproximadamente a un esfuerzo de 3 a 4 sobre 10, y suele cumplir con las siguientes características: puedes mantener una conversación completa sin necesidad de pausar para respirar. No es un «me ahogo», pero tampoco es un paseo. Si hablaras por teléfono, la otra persona notaría que estás haciendo ejercicio. La respiración es más profunda, pero estable. No jadeas ni sientes urgencia. Podrías sostener ese ritmo durante al menos una hora. Las piernas trabajan, pero no se sienten pesadas. No hay acumulación de lactato. Es un esfuerzo cómodo pero activo.

La forma más práctica y objetiva que utilizo en la consulta es el uso de dispositivos tecnológicos que monitorizan la frecuencia cardiaca y muestran en qué zona te encuentras en tiempo real. Existen dos tecnologías ampliamente utilizadas:

- Relojes, anillos o pulseras inteligentes que emplean la luz para estimar la frecuencia cardiaca a partir del flujo sanguíneo bajo la piel.
- Bandas elásticas que se colocan en el pecho y miden la actividad eléctrica del corazón, de forma muy similar a un electrocardiograma.

Ambas sirven, pero, si puedes elegir, las bandas de pecho son claramente más precisas y fiables.

Ten presente que en el entrenamiento de zona 2, más que ejercitar los músculos, estamos entrenando el metabolismo y el sistema de producción de energía que nos mantiene con vida día tras día. Al trabajar en el punto donde se utiliza la mayor cantidad de grasa como fuente de energía, mejoramos la capacidad de las mitocondrias para oxidar grasa y, además, aumentamos su número. Tenemos más centrales energéticas y, lo que es igual de importante, son más eficientes. Esta utilización preferente de la grasa, en especial de la grasa visceral, mejora de forma directa la sensibilidad a la insulina. El músculo se vuelve capaz de almacenar más glucosa y reduce la necesidad de mantener niveles elevados de insulina. Es probable que no exista una intervención más potente para mejorar la salud metabólica que esta. El corazón también se adapta. Se vuelve más eficiente, es capaz de expulsar más sangre con cada latido, por lo que necesita latir menos veces para mantener el mismo gasto cardiaco. Esto se traduce en una disminución de la frecuencia cardiaca en reposo, uno de los marcadores más sólidos de la salud cardiovascular y la longevidad.

Todas estas adaptaciones no solo son valiosas por sí mismas, sino que se convierten en la base sobre la que luego construiremos el entrenamiento de VO$_2$máx. La maquinaria energética que desarrollamos en zona 2 es la que nos permitirá extraer el máximo beneficio cuando entrenemos a intensidades más altas.

Ahora que entiendes qué ocurre dentro de tu cuerpo cuando entrenas en zona 2, vamos a la parte práctica. Para obtener unos beneficios reales, necesitamos dedicarle tiempo. Como mínimo, hay que realizar sesiones de cuarenta y cinco a sesenta minutos entre dos y tres veces por semana. Durante ese tiempo debes realizar una actividad cardiovascular continua. Puede ser al aire libre o en el interior, y las opciones son casi infinitas: correr, bicicleta, nadar, elíptica, escaleras, remo, esquí. Lo único de verdad importante es mantener la intensidad dentro del rango de zona 2 durante toda la sesión. No queremos pasar a la zona 3 porque disminuiría el uso de grasa como combustible, y tampoco caer a la zona 1, donde el estímulo es insuficiente. La clave está en encontrar ese punto exacto y sostenerlo.

La intensidad puede medirse de varias formas. En una cinta de correr, suele ser una combinación de velocidad e inclinación. Pero una de las formas más directas y reproducibles es medir la potencia generada, los vatios. Muchas máquinas de interior, como las bicicletas estáticas o las elípticas, permiten medirlos. Al ser una medida directa de la energía producida por minuto, se correlaciona muy bien con el metabolismo energético. Es importante saber que la zona 2 no corresponde al mismo número de vatios en todas las máquinas. Depende de la eficiencia del movimiento. Por ejemplo, una persona puede estar en zona 2 a 180 vatios en la elíptica, a 150 vatios en el *assault bike* y a 120 vatios en la bicicleta estática. Esta medición, además, permite evaluar el progreso con el tiempo.

A medida que tu cuerpo se adapta, esas nuevas mitocondrias producen más energía y el corazón late con más fuerza en cada contracción. En unos meses notarás que, para mantenerte en zona 2, necesitas más potencia. Donde antes estabas a 100 vatios, ahora necesitarás 110, luego 120. Esa capacidad de generar más vatios en zona 2 es, en sí misma, un biomarcador muy relacionado con la longevidad.

El problema más frecuente con el entrenamiento en zona 2 es que, al no ser físicamente muy demandante, puede resultar monótono. La solución más eficaz suele ser asociarlo a otra actividad: escuchar un pódcast o un audiolibro o ver una serie. De hecho, una estrategia sencilla es reservar tu serie favorita solo para estos entrenamientos. De ese modo, entrenar se convierte en un premio, no en una obligación.

Por último, hay un detalle importante, y es que el entrenamiento en zona 2 acelera la recuperación muscular. Por eso, en muchos casos, lo utilizamos como sustituto de los días de descanso. Sí, en lugar de quedarte en el sofá, descansamos como lo hacen los profesionales, moviéndonos en zona 2. Por eso, estas sesiones deben intercalarse con los días de entrenamiento de fuerza y de VO_2máx, y formar así un sistema coherente y sostenible a largo plazo.

ENTRENAMIENTO DE VO_2MÁX

El factor limitante que hace que nuestro cuerpo pase de la zona 3 a la 4 es el oxígeno. Llega un punto en el que no hay suficientes moléculas de oxígeno disponibles para mantener la vía aeróbica funcionando de forma eficiente, y el metabolismo se ve obligado a recurrir a la vía anaeróbica, mucho más rápida pero claramente ineficiente. Esta es exactamente la definición de VO_2máx (V de volumen, O_2 de oxígeno, máx de «máximo»): la capacidad máxima de transporte de oxígeno a nuestras mitocondrias. Y precisamente este número o índice, en apariencia simple, esconde una complejidad enorme, porque integra el funcionamiento coordinado de varios de los sistemas más importantes del cuerpo humano. En un solo valor resume la función del corazón, los pulmones, la sangre, los músculos, el sistema nervioso y las mitocondrias. Esta es la verdadera razón por la que es el predictor más potente de longevidad que conocemos.

Transportar oxígeno desde el aire hasta el interior de una célula es un proceso extraordinariamente complejo. Todo empieza con el diafragma, el músculo que al contraerse reduce la presión dentro del tórax y permite que el aire sea «succionado» hacia los pulmones. Estos deben poder expandirse correctamente y permitir un intercambio eficiente de gases con la sangre. En esa sangre necesitamos una cantidad adecuada de glóbulos rojos y, dentro de ellos, suficiente hemoglobina, la proteína encargada de transportar el oxígeno.

La velocidad a la que ese oxígeno llega a los tejidos depende de la fuerza del corazón y de su capacidad para latir rápido cuando es necesario. A su vez, los vasos sanguíneos más finos, los capilares, forman una red microscópica dentro del músculo que distribuye el oxígeno allí donde se necesita. Cuantos más capilares tengamos, más eficiente será esa distribución.

Para que el músculo pueda contraerse y utilizar ese oxígeno necesita una conexión adecuada con el sistema nervioso y, finalmente, mitocondrias abundantes y eficientes capaces de transformar ese oxígeno en energía utilizable. Por eso el VO_2máx no es simplemente una prueba de rendimiento deportivo. Es una medición integrada del estado funcional de los sistemas que mantienen tu cuerpo con vida. Y esta integración nos permite utilizarlo para predecir con bastante precisión qué actividades podrás o no realizar en el futuro. Esto se debe a dos propiedades fundamentales.

La primera es que, con la edad, el VO$_2$máx disminuye de forma inevitable pero muy predecible. Uno de sus determinantes más importantes es la frecuencia cardiaca máxima, que disminuye aproximadamente un latido por año. Este fenómeno se debe a un deterioro progresivo del sistema eléctrico del corazón, que pierde eficiencia para conducir los impulsos que permiten aumentar la velocidad de contracción. La ciencia no ha encontrado todavía una forma fiable de revertir este proceso, aunque es un campo activo de investigación.

La segunda propiedad es que conocemos bastante bien qué valores mínimos de VO$_2$máx se necesitan para realizar distintas actividades de la vida cotidiana sin que suponga un esfuerzo sobrehumano. Veamos algunos ejemplos aproximados:

- Más de 60: correr un maratón en menos de tres horas o rendir como un ciclista profesional.
- Entre 50 y 60: correr diez kilómetros en cuarenta minutos, jugar al fútbol a nivel profesional o realizar alpinismo de alto nivel.
- Entre 40 y 50: subir rápidamente cinco plantas de escaleras, jugar al tenis competitivo o bailar durante sesenta minutos.
- Entre 30 y 40: hacer senderismo en terreno inclinado, jugar al pádel, subir cinco plantas de escaleras sin descansar o correr diez kilómetros en menos de una hora.
- Entre 20 y 30: mantener relaciones sexuales, caminar cinco kilómetros en plano, pasear por la naturaleza o cargar la compra del supermercado durante más de cien metros.
- Entre 10 y 20: caminar quinientos metros, subir una planta de escaleras o realizar tareas básicas del hogar.
- Menos de 10: dependencia de otras personas, dificultad para vestirse o ducharse, movilidad limitada al interior del hogar y fatiga con actividades básicas.

Estas relaciones, bien estudiadas, nos permiten hacer un ejercicio muy revelador. Si medimos tu VO$_2$máx hoy y estimamos su descenso año tras año, podemos predecir con bastante exactitud a qué edad empezarás a perder determinadas capacidades funcionales: practicar deporte, disfrutar de la naturaleza o mantener una vida independiente. La buena noticia, y el motivo por el que ponemos tanto énfasis en el entrenamiento de VO_2máx, es que este valor puede modificarse. Podemos elevar tu punto de partida. Aunque el VO_2máx absoluto seguirá disminuyendo con la edad, partir de un nivel más alto retrasa de forma muy significativa el momento en el que cruzas los umbrales de dependencia.

Pongamos un ejemplo. Una persona de cuarenta años con un VO_2máx de 30 puede hoy jugar al pádel, subir escaleras y vivir de forma independiente. Si no hace nada por mejorarlo, es probable que a los sesenta tenga dificultades para mantener relaciones sexuales o dar paseos largos, que a los setenta necesite ayuda en casa para las tareas básicas y que a los ochenta apenas pueda moverse con autonomía. Sin embargo, esa misma persona que decide entrenar y eleva su VO_2máx hasta cincuenta a los cuarenta y dos años, muy probablemente podrá seguir jugando al pádel y llevar una vida activa bien entrados los setenta. Este es el motivo por el que entrenar el VO_2máx es, probablemente, la intervención individual más importante para preservar tu calidad de vida y tu independencia física. Pero hay más, porque en los últimos años han aparecido datos que indican que también es el predictor más potente del riesgo de muerte.

En un estudio publicado en *JAMA*, una de las revistas médicas de mayor prestigio a nivel mundial, se siguió a más de 750.000 personas durante diez años para identificar qué factores tenían mayor impacto en la mortalidad. Se analizaron los sospechosos habituales: tabaco, hipertensión arterial, diabetes, enfermedad cardiovascular. Los resultados fueron los siguientes: fumar aumentaba el riesgo de muerte en un 40 %; la hipertensión, en un 20 %; la diabetes, en un 40 %; la aterosclerosis coronaria, en un 30 %, y estar en diálisis y en lista de espera para un trasplante renal en un 280 %. Pero cuando se analizó el VO_2máx, los resultados parecían no tener sentido. Tener un VO_2máx muy bajo, peor que el del 75 % de los participantes, comparado con tener uno muy alto, mejor que el del 95 % de las personas, aumentaba el riesgo de muerte en un 400 %. Esto quiere decir que estar en mala forma cardiovascular es diez veces más peligroso que fumar; ningún otro marcador de salud conocido ha mostrado hasta ahora un impacto tan grande sobre la mortalidad.

Desde una perspectiva científica, maximizar tu VO_2máx es, sin lugar a dudas, la acción más potente que puedes llevar a cabo si quieres vivir más años y, sobre todo, poder disfrutarlos.

La pregunta del millón: ¿cómo aumento mi VO_2máx?
El entrenamiento de VO_2máx, al igual que el de zona 2, es de tipo cardiovascular, por lo que puede realizarse en las mismas modalidades: correr, bicicleta, natación, elíptica, remo, etc. La diferencia no está en el tipo de actividad, sino en la intensidad y en la duración. Para inducir las adaptaciones que aumentan el VO_2máx, debemos llevar el organismo al límite de su capacidad energética; es decir, debemos trabajar de forma controlada en las zonas 4 y 5 de frecuencia cardiaca. Esto se consigue mediante el entrenamiento por intervalos de alta intensidad, conocido como HIIT (*High Intensity Interval Training*). Existen decenas de protocolos HIIT y todos producen mejoras en el VO_2máx, pero hay uno que destaca por encima del resto tanto por la solidez de la evidencia científica como por la magnitud de las adaptaciones que genera. Se trata del protocolo noruego 4x4x4.

El protocolo noruego 4×4×4

El entrenamiento comienza con un calentamiento de entre seis y diez minutos en las zonas 1 y 2. El objetivo no es fatigarse, sino activar progresivamente los sistemas energéticos que vamos a exigir al máximo durante el entrenamiento. Tras el calentamiento, aumentamos la intensidad durante cuatro minutos, procurando mantener la máxima intensidad que tu cuerpo pueda tolerar durante esos cuatro minutos, no la máxima intensidad que tu cuerpo pueda generar, porque esa solo la podrás mantener durante quince segundos.

La forma más sencilla de evaluar si estás en la intensidad correcta es utilizar la escala de percepción del esfuerzo. Cada intervalo de cuatro minutos debería sentirse aproximadamente así:

- Minuto de 0 a 1: estás realizando un esfuerzo significativo, pero sientes que puedes manejarlo. En esta etapa estás bastante seguro de que llegarás a los cuatro minutos sin problema.
- Minuto de 1 a 2: comienzas a notar la fatiga y sube la frecuencia respiratoria, miras el reloj y ya no estás tan seguro de que podrás llegar a los cuatro minutos.
- Minuto de 2 a 3: estás francamente cansado. Mantener la misma intensidad con la que empezaste se transforma en un reto, estás casi seguro de que no llegarás al minuto cuatro.
- Minuto de 3 a 4: este es el minuto más largo de tu vida. Estás seguro de que no vas a poder llegar al minuto cuatro, se acumula el lactato en los músculos y estos empiezan a sentirse pesados. Te surgen excusas para convencerte de que no es necesario llegar a los cuatro minutos y lo único que deseas en este momento es que se termine. Pero este es el minuto más importante del entrenamiento y deberás utilizar toda tu fuerza de voluntad para continuar y llegar a tu objetivo. Al finalizar los cuatro minutos, debes estar muy cerca de tu límite cardiorrespiratorio, inhalando bocanadas de aire y con el corazón a punto de salirte por la boca.

Y ahora sí, ¡felicidades, has completado un intervalo de alta intensidad! El siguiente paso es tener la fortaleza mental para afrontar que aún tienes que pasar por lo mismo otras tres veces. Tras cada bloque de cuatro minutos de alta intensidad, realizamos cuatro minutos de descanso activo, manteniéndonos en movimiento a una intensidad cercana al rango bajo de la zona 2. Durante este periodo, recuperamos el aliento, la frecuencia cardiaca desciende y el lactato se elimina progresivamente de los músculos. Un bloque completo de cuatro minutos intensos y cuatro minutos de recuperación constituye un ciclo. El objetivo del protocolo noruego es completar cuatro ciclos consecutivos, para un total de 32 minutos de entrenamiento específico. Un buen objetivo es alcanzar entre el 85 y el 95 % de tu frecuencia cardiaca máxima durante al menos los últimos dos minutos de cada intervalo intenso.

Otra forma práctica de estimar la intensidad es mediante los vatios generados en relación con tu entrenamiento en zona 2. En la mayoría de las personas, la potencia que puede mantenerse durante cuatro minutos en un entrenamiento de VO_2máx suele situarse entre un 30 y un 40 % por encima de la potencia utilizada en zona 2. Por ejemplo, si tu zona 2 corresponde a 100 vatios en bicicleta estática, tu intensidad para VO_2máx probablemente estará entre 130 y 140 vatios sostenidos durante cuatro minutos.

Otras opciones de entrenamiento por intervalos

Existen otros protocolos válidos que son especialmente útiles en personas con poco entrenamiento cardiovascular previo o como fase inicial antes de pasar al 4×4×4. Todos siguen la misma lógica: periodos cortos de alta intensidad seguidos de descansos estructurados.

Algunas opciones habituales son:

- 30 segundos de esfuerzo x 1 minuto de descanso (15-20 repeticiones)
- 1 minuto de esfuerzo x 1 minuto de descanso (12-15 repeticiones)
- 2 minutos de esfuerzo x 2 minutos de descanso (8-12 repeticiones)
- 3 minutos de esfuerzo x 3 minutos de descanso (6 repeticiones)

Independientemente del formato, debes tener claro algo fundamental: el entrenamiento de VO$_2$máx es un 80 % mental y un 20 % físico. No son tus músculos los que te hacen parar antes, es tu mente. Luchar contra la incomodidad forma parte del proceso. Cuando creas que no puedes más, sigue. La satisfacción al terminar compensa cada segundo de sufrimiento. Recuerda siempre para qué entrenas: estás entrenando por tu vida.

CINCO PRINCIPIOS BÁSICOS PARA ENTRENAR FUERZA DE FORMA EFICIENTE

1. Seguridad

No existe nada más importante que la seguridad. El principio fundamental de cualquier programa de entrenamiento es no lesionarse. Una lesión relevante implica semanas o meses sin entrenar, durante los cuales se pierden muchos de los beneficios acumulados. La clave es la técnica. Una ejecución incorrecta puede hacer que las fuerzas se transmitan a través de ligamentos, articulaciones o estructuras óseas de forma inadecuada, aumentando el riesgo de lesión. En personas sin experiencia previa, la supervisión de un entrenador cualificado es un requisito indispensable para poder adentrarse en este mundo con seguridad.

2. Tipo de equipamiento

En los gimnasios existen dos grandes cultos: quienes defienden el peso libre (barras, mancuernas y movimientos complejos) y quienes prefieren las máquinas, diseñadas para guiar el movimiento en una trayectoria específica. Desde el punto de vista de los resultados, la evidencia científica muestra que ambas opciones son igual de efectivas cuando se utilizan correctamente. Sin embargo, en personas con poca experiencia, las máquinas suelen ser una opción más segura, ya que reducen la probabilidad de errores técnicos y minimizan el riesgo de lesiones.

3. Control de la carga

El sistema locomotor no está compuesto solo por músculos. Incluye tendones, ligamentos y huesos, y cada uno de estos tejidos se adapta a ritmos diferentes. El músculo suele adaptarse rápido, pero los tendones y los ligamentos necesitan más tiempo para fortalecerse.

Uno de los errores más frecuentes en personas que empiezan a entrenar es progresar demasiado rápido. El músculo puede tolerarlo, pero el tendón o el ligamento no, aún no están preparados. La longevidad es un objetivo a largo plazo. No existe ninguna prisa por duplicar la masa muscular en pocos meses. Dar tiempo a los tejidos para adaptarse es una inversión en continuidad.

Cuánto peso debo utilizar

Depende del nivel previo de actividad. Si nunca has entrenado fuerza, durante las primeras seis a ocho semanas el foco debe estar en aprender la técnica. En esta fase, utiliza un peso moderado que te permita realizar entre quince y veinte repeticiones con buena ejecución. Durante este periodo notarás un aumento rápido de la fuerza. No se debe a que el músculo haya crecido, sino a la mejora en la comunicación entre el sistema nervioso y el músculo. El cerebro reaprende a activar fibras musculares que llevaban años infrautilizadas, literalmente empiezas a utilizar músculos que no sabías que tenías. Es una adaptación neurológica. Una vez superada esta fase, entramos en el entrenamiento de hipertrofia propiamente dicho.

4. Rango de repeticiones y autorregulación

El rango óptimo para el entrenamiento de fuerza orientado a la hipertrofia se sitúa entre seis y doce repeticiones. Pero lo importante no es el número en sí, sino que el peso utilizado no te permita salirte de ese rango. Este enfoque se llama autorregulación de la carga y es muy sencillo:

- Si el peso no te permite llegar a seis repeticiones con buena técnica, es demasiado alto. Reduce un 10 %.
- Si puedes realizar una repetición número trece, el peso es insuficiente. Aumenta un 10 %.

Con el tiempo, el músculo se vuelve más fuerte. Un peso con el que hoy alcanzas ocho repeticiones, en unas semanas te permitirá hacer doce o trece. Ese es el momento de aumentar la carga. Este principio se conoce como sobrecarga progresiva y es el pilar fundamental de cualquier programa de entrenamiento de fuerza. Es la señal constante que le indica al músculo que debe seguir adaptándose, creciendo y fortaleciéndose.

¿Cuánto debo descansar entre un ejercicio y el siguiente?

El tiempo de descanso entre una serie y la siguiente del mismo ejercicio afecta directamente a cuántas repeticiones podrás hacer en la siguiente serie. Y aquí viene una idea contraintuitiva: a tus músculos no les importa en absoluto lo «reventado» que te sientas al terminar una serie. El factor que en realidad define el entrenamiento de fuerza es el volumen total de trabajo; es decir, cuántas repeticiones haces multiplicado por el peso que mueves. Por eso, la estrategia óptima para maximizar el aumento de masa muscular es descansar entre tres y cinco minutos entre series. Ese descanso permite recuperar suficiente fuerza para mantener un volumen alto en las siguientes series. El problema evidente es que esto alarga mucho el entrenamiento, y en la vida real a veces hay que negociar con el reloj.

Existe un truco muy útil para quien quiere exprimir resultados en menos tiempo. Es duro mentalmente, pero tremendamente eficiente: los supersets. Consiste en alternar dos ejercicios seguidos que involucren grupos musculares diferentes, sin descanso entre ellos, y descansar solo al terminar ambos. Por ejemplo, en lugar de hacer tres series de ocho repeticiones de press de banca con tres minutos de descanso entre cada serie, y después tres series de dominadas con otros tres minutos de descanso entre series, puedes realizar tres supersets de press de banca más dominadas, con un minuto y medio de descanso entre cada superset. En la práctica, estás usando el tiempo de descanso, que normalmente se pierde mirando el móvil, para entrenar otro grupo muscular mientras el primero se recupera. Aceleras el entrenamiento sin comprometer la efectividad, aunque te aviso de que se sufre un poco más.

Hay otros dos conceptos que te ayudarán a entrenar fuerza de manera más inteligente, y merece la pena comprenderlos bien. El primero es el rango de movimiento. Un músculo tiene dos posiciones finales: completamente relajado y completamente contraído. Para maximizar el estímulo del entrenamiento, cada repetición debería empezar lo más cerca posible de la posición relajada y terminar lo más cerca posible de la posición contraída. Si usamos el bíceps como ejemplo, la posición relajada sería estar de pie con el brazo completamente extendido al lado del cuerpo, y la posición contraída sería flexionar el codo al máximo intentando tocar el hombro con la mano. Ese es el rango completo. Uno de los errores más frecuentes en los gimnasios es entrenar con movimientos parciales: se mueve peso, se suda, se siente cansancio, pero el estímulo real sobre el músculo es inferior al que podría lograrse con el mismo tiempo invertido.

El segundo concepto es el de las repeticiones en reserva; es decir, cuántas repeticiones adicionales podrías haber hecho en el momento exacto en el que decides parar la serie. Al principio puede parecer difícil de estimar, pero en pocas semanas de entrenamiento se vuelve casi instintivo. Lo óptimo para la hipertrofia es terminar cada serie con un máximo de una a tres repeticiones en reserva. Con la práctica, muchas personas se vuelven capaces de acercarse más a su límite real y llegan a entrenar al fallo; es decir, terminan la serie con cero repeticiones en reserva, sin nada en el tanque.

5. Cuánto entrenar

La respuesta es individual y depende del tiempo real que puedas dedicar cada semana. Incluso en una misma persona esta disponibilidad puede variar mucho de una semana a otra. La vida real rara vez es lineal. Si tuviera que diseñar una semana óptima para maximizar el impacto sobre tus biomarcadores, la estructura ideal sería entrenar ocho «días» a la semana:

- cuatro días de entrenamiento de fuerza
- tres días de entrenamiento en zona 2
- un día de entrenamiento de VO_2máx

Esto implica que un día a la semana habría que entrenar dos veces. Soy consciente de que este nivel de compromiso no es realista para la mayoría de las personas. Pero si puedes permitírtelo, es una de las mejores inversiones de tiempo que existen. Si no, no pasa nada. Cualquier cantidad de entrenamiento suma. Una hora a la semana es infinitamente mejor que ninguna.

¿Y no es demasiado entrenamiento? ¿Cuándo descanso de entrenar?

La clave está en entender que el entrenamiento en zona 2 actúa como recuperación activa. Al ser un entrenamiento de muy baja intensidad, te permite acelerar la recuperación de los grupos musculares, ya que aumenta el flujo sanguíneo sin producir nuevos desgarros de fibras.

Una semana típica de entrenamiento en cualquiera de mis pacientes suele verse más o menos de la siguiente manera:

- lunes: VO_2máx
- martes: fuerza
- miércoles: zona 2
- jueves: fuerza

- viernes: zona 2
- sábado: fuerza
- domingo: zona 2

Siempre que sea posible, es preferible no mezclar distintos tipos de entrenamiento en la misma sesión. Es mejor dedicar un día completo a la fuerza y otro al cardio que intentar hacer ambas cosas en treinta minutos. Si no tienes más opción y debes combinarlos, empieza siempre por el entrenamiento de fuerza y deja el cardio para el final.

En un estilo de vida orientado a la longevidad, entrenar no es negociable. Requiere planificación, constancia y aceptar que habrá días en los que no te apetezca entrenar o en los que tu cuerpo no rinda igual. No pasa nada. Entrenar al 50 % sigue siendo entrenar. Lo importante es la consistencia y que el movimiento forme parte de tu identidad. Ese día en el que, aun con pocas ganas, decides entrenar, ya has ganado. Los resultados acabarán hablando por sí solos.

Haz de la comida tu mejor medicina.
La nutrición

Durante los últimos 300.000 años, la alimentación fue un asunto puramente biológico. Comer significaba sobrevivir. Nuestro cerebro evolucionó para buscar calorías, preferir lo dulce y lo graso, y liberar dopamina cada vez que encontrábamos un alimento seguro. Esa programación ancestral sigue intacta en pleno siglo XXI, a pesar de que las condiciones han cambiado por completo.

Estamos programados para sentir placer con la comida rica en calorías, nuestro metabolismo está optimizado para aprovechar hasta el último gramo de energía disponible. Por eso, desde una perspectiva evolutiva, la obesidad no es un fallo del cuerpo humano, sino una consecuencia de nuestro diseño biológico. Nuestros mecanismos metabólicos, hormonales y cerebrales siguen ajustados a un mundo de escasez. El problema es que hoy vivimos exactamente en el escenario opuesto. Tenemos acceso ilimitado a alimentos baratos, hipercalóricos y diseñados para estimular al máximo nuestros circuitos de recompensa. La industria alimentaria ha aprendido a explotar estas vulnerabilidades biológicas y crea productos ultraprocesados que combinan azúcar, grasas y sal en proporciones capaces de engañar al cerebro para generar deseo e impulsar el consumo compulsivo a la vez que aportan muchas calorías, pero muy pocos nutrientes.

Por otra parte, la alimentación se ha entrelazado profundamente con nuestra identidad, nuestras emociones y nuestras relaciones sociales. Por eso, cuando hablamos de nutrición, rara vez estamos ante un debate imparcial. Utilizamos la comida como recompensa,

como consuelo, como refugio frente a la ansiedad. Creamos vínculos afectivos alrededor de la mesa, asociamos sabores a recuerdos,
celebraciones y tradiciones. Cuando algo toca emociones profundas, dejamos de discutir con datos y empezamos a defenderlo como
si fuera una creencia religiosa. A esto se suma el componente social.
Compartir alimentos ha sido siempre una herramienta de cohesión
del grupo. Comunidades enteras, religiones, familias y clases sociales se diferencian por lo que comen y cómo lo hacen. Cuestionar la
alimentación de alguien puede sentirse como cuestionar su historia,
sus valores o su pertenencia. Así nacen las tribus nutricionales: veganos, cetogénicos, paleos, carnívoros, ayunadores... Cada grupo
está convencido de haber encontrado la única verdad.

La realidad de la biología humana es mucho más compleja. No
existe una única forma correcta de comer. Existen personas diferentes, con genes distintos, metabolismos distintos, contextos distintos, objetivos distintos y respuestas fisiológicas distintas. Entender esto no solo desactiva el conflicto, también devuelve la nutrición
al lugar que le corresponde: una herramienta para mejorar la salud
y la calidad de vida. Y como cualquier herramienta, en las manos
correctas puede ser extraordinariamente poderosa.

La ciencia en nutrición

Uno de los mayores problemas a los que se enfrenta cualquier persona que intenta mejorar su alimentación es el ruido. Basta con
abrir internet o entrar en una librería para encontrarse rodeado de
gurús convencidos de tener la verdad absoluta. Algunos aseguran
que si no haces veinte horas de ayuno diario estás acortando tu vida.
Otros prometen que las plantas están llenas de toxinas y que solo la
carne puede salvarte. Luego aparecen quienes demonizan las grasas
como el origen de todos los males.

Cada postura se presenta con seguridad absoluta, gráficos lla-
mativos y una selección de artículos científicos que parecen incues-

tionables. El mensaje implícito es siempre el mismo: si no haces exactamente esto, estás condenado. Para alguien que solo quiere mejorar su salud, este escenario no resulta esclarecedor, resulta paralizante.

Una parte del problema se origina en cómo se investiga la nutrición. La mayoría de los estudios nutricionales se basan en cuestionarios en los que se pide a los participantes que recuerden qué han comido durante semanas o incluso meses. Si recordar el desayuno de ayer ya es complicado, imaginar con precisión lo que se comió hace cuarenta y cinco días roza la ciencia ficción. Además, en la vida real rara vez cuantificamos las porciones con exactitud. Un puñado, una cucharada o un chorro significan cosas muy distintas según la persona. Toda esta imprecisión se convierte en ruido científico.

Otros estudios intentan ser más rigurosos y asignan dietas concretas durante meses, pero sin supervisión real. El investigador asume que los participantes seguirán el plan al pie de la letra, no harán excepciones, no mentirán y no abandonarán el protocolo. Todos sabemos que eso no ocurre. La gente come fuera de casa, tiene eventos sociales, se estresa, duerme peor, cambia de trabajo o de rutina. Todo eso influye en el metabolismo tanto o más que la propia dieta.

Aun así, estos estudios se publican y se interpretan como si ofrecieran verdades universales. El estudio nutricional perfecto requeriría encerrar durante años a cientos o miles de personas y controlar cada alimento y bebida, cada sesión de ejercicio, cada hora de sueño, cada variable ambiental y social. Habría que medir el gasto energético real y monitorizar el microbioma, la genética, los biomarcadores, el estrés y hasta las relaciones sociales. Sería un sueño científico y una pesadilla ética, económica y humana. Nadie lo financiaría, nadie aceptaría participar y ningún comité de investigación lo aprobaría. Por eso es casi imposible tener respuestas tan claras como nos gustaría.

El resultado es que la literatura científica en nutrición puede moldearse para defender casi cualquier argumento. Y por eso, en este capítulo, no vamos a perseguir la dieta perfecta ni la última moda. Mi objetivo es centrarme en aquello que era cierto hace cincuenta años, sigue siendo cierto hoy y seguirá siéndolo dentro de cien. Son los aspectos de la nutrición en los que la fisiología humana, la evidencia científica y la experiencia clínica apuntan en la misma dirección. Las verdades simples que, si se aplican, mejoran la salud, con independencia de la edad, la genética, la cultura y las preferencias personales.

Lo más importante es que estos principios no requieren extremismos. Cada persona puede adaptarlos a su realidad, a su contexto y a su forma de vivir. Para organizarlos de forma clara y práctica, utilizaremos un marco sencillo basado en cinco principios fundamentales.

BALANCE ENERGÉTICO

Las calorías sí importan. Aunque la mayoría de las personas no necesitan contar cada gramo de comida ni pesar cada plato, ignorar la energía que ingerimos tiene consecuencias directas sobre nuestra salud, nuestro peso y nuestra composición corporal. El equilibrio entre la energía que entra y la que gastamos sigue siendo uno de los principios más sólidos y consistentes de toda la ciencia nutricional.

Puedes comer alimentos sanos, ecológicos y sin ultraprocesados, pero si ingieres más energía de la que utilizas, tu cuerpo almacenará ese exceso en forma de grasa. Y para entenderlo bien, primero debemos tener claro qué es una caloría. Pues bien, una caloría no es más que una unidad de energía. En física, la energía de un sistema puede estimarse a través del calor. Por eso, para medir la energía de un alimento, este se quema en una cámara cerrada y se observa cuánto aumenta la temperatura de un recipiente de agua. A partir de ese cambio de temperatura, se calcula la energía almacenada en las uniones químicas del alimento. De ahí viene el término «caloría», del calor que ese alimento es capaz de generar.

La energía de los alimentos existe en forma de energía química, almacenada en los enlaces entre átomos y moléculas. Cuando una planta o un animal produce una molécula de grasa, lo que está haciendo es utilizar energía para unir átomos de carbono en largas cadenas llamadas ácidos grasos. Esa energía queda almacenada en esas cadenas bioquímicas. Cuando ingerimos ese alimento, nuestras enzimas digestivas rompen las uniones químicas y liberan de nuevo la energía, exactamente como ocurre con una batería.

Solo existe una forma de perder grasa y se llama déficit calórico.

Esto significa que la energía que tu cuerpo gasta debe ser mayor que la energía que ingieres a través de los alimentos. Podemos hacer esta afirmación con seguridad porque se basa en la primera ley de la termodinámica, la ley de conservación de la energía, que establece que la energía no se crea ni se destruye, solo se transforma. Así que la próxima vez que veas una crema, un suplemento o un dispositivo milagroso que promete eliminar grasa sin modificar la ingesta ni el gasto energético, puedes ahorrarte el dinero.

Balance energético = calorías ingeridas − calorías utilizadas

Un balance energético positivo, es decir, cuando entra más energía de la que sale, casi siempre acaba en almacenamiento de grasa. Este es el problema más frecuente al que se enfrentan la mayoría de las personas en su alimentación diaria.

Una de las razones por las que hoy comemos más de lo que necesitamos es la disponibilidad constante de comida. Tenemos alimentos al alcance de la mano las veinticuatro horas del día: en casa, en la oficina, en la gasolinera y en la pantalla del móvil. Cada exposición visual a alimentos hipercalóricos activa regiones cerebrales relacionadas con el deseo y la recompensa. Una gran parte de las calorías actuales procede de alimentos ultraprocesados diseñados para ser irresistibles, que no están pensados para nutrirnos, sino para que queramos seguir comiendo. Además, estos alimentos tienen una densidad energética muy alta: muchas calorías en muy poco volumen. Esto sabotea nuestros mecanismos de saciedad, que dependen en gran parte del estiramiento del estómago y del tiempo que tarda la comida en digerirse. Un bollo industrial puede aportar las mismas calorías que un plato enorme de legumbres y verduras, pero genera una señal de saciedad mucho menor.

Los picos bruscos de glucosa también juegan un papel importante. Cuando ingerimos alimentos ricos en azúcares simples o almidones refinados, la glucosa en sangre se eleva rápidamente. Para controlarla, el páncreas libera grandes cantidades de insulina. En algunas personas, esta respuesta es tan intensa que la glucosa cae por debajo del nivel inicial, un fenómeno conocido como hipoglucemia reactiva. El cerebro interpreta esa bajada como una amenaza energética y desencadena hambre, antojos y una búsqueda urgente de más comida, generalmente dulce. Así se crea un ciclo de sobreingesta guiado no por la necesidad fisiológica, sino por las oscilaciones metabólicas inducidas por la propia dieta.

A esto se suma que muchos alimentos modernos aportan energía, pero pocos nutrientes. Cuando la alimentación es pobre en proteína, fibra y micronutrientes, el cuerpo puede seguir enviando señales de hambre para obtener lo que le falta, aunque la energía ya esté cubierta. Es el organismo pidiendo los ingredientes necesarios para funcionar correctamente.

Aunque es cierto que el componente de la ecuación con mayor impacto suele ser la energía ingerida, también merece la pena analizar el gasto energético. En la mayoría de las personas, entre un 50 y un 70 % del gasto energético total corresponde a la tasa metabólica basal. Es la energía que utilizas simplemente por existir: el corazón latiendo sin descanso, el cerebro funcionando de forma continua, las reacciones bioquímicas que ocurren en cada célula para mantener un entorno interno estable. Cada célula de tu cuerpo utiliza esa energía con el único objetivo de mantenerte con vida.

Entre un 10 y un 30 % del gasto diario se destina a la termogénesis no asociada al ejercicio, conocida como NEAT. Incluye todos los movimientos cotidianos no estructurados: caminar, subir escaleras, gesticular, cocinar, limpiar, jugar, moverte mientras estás sentado o cambiar de postura.

Entre un 0 y un 30 % del gasto energético se destina a la actividad física estructurada: levantar pesas, correr, nadar, ir en bicicleta, practicar deportes o entrenar. A diferencia del NEAT, aquí existe una intención clara de mejorar la salud, la fuerza o el rendimiento. Desde el punto de vista energético, el ejercicio estructurado suele representar solo una fracción del gasto total diario. Una sesión moderada puede quemar entre 200 y 600 calorías, lo cual es positivo, pero resulta insuficiente para compensar una vida sedentaria o una alimentación hipercalórica. Por eso, utilizar el ejercicio como única herramienta para perder grasa suele ser una mala estrategia. Vamos al gimnasio para ganar fuerza y masa muscular, y es precisamente ese aumento de músculo lo que facilita la pérdida de grasa y ayuda a mantenerla a largo plazo. Pero si no se cuida la alimentación, es frecuente que la ingesta aumente de forma inconsciente tras entrenar, anulando parte del beneficio.

Cuánto comer y control de ingestas

Para responder a esta pregunta hay que formular otra antes: ¿cuál es mi balance energético actual y cuál es mi objetivo? La forma más sencilla de estimarlo es a través de la grasa corporal. Si tenemos más grasa de la que deberíamos, significa que, de forma sostenida, estamos ingiriendo más energía de la que nuestro cuerpo necesita, ya que todo exceso energético termina almacenándose en forma de grasa.

Existen múltiples métodos para medir la grasa corporal. El más preciso y el que utilizo habitualmente con mis pacientes es el ya citado estudio DEXA de composición corporal, una prueba de imagen que emplea rayos X de muy baja intensidad para diferenciar con gran exactitud entre músculo, grasa y hueso. Es una herramienta fiable, reproducible y especialmente útil para evaluar cambios reales en la composición corporal.

Otro método muy extendido es la bioimpedanciometría, una técnica que se basa en la resistencia que ofrecen los distintos tejidos al paso de una corriente eléctrica de baja intensidad. La grasa conduce peor la electricidad que el músculo, y este principio es el que utilizan las básculas modernas que, además del peso, estiman el porcentaje de grasa y masa muscular. La bioimpedanciometría es menos exacta que el DEXA y sus resultados pueden variar de forma significativa según factores difíciles de controlar, como el nivel de hidratación, el ejercicio reciente o la ingesta de alimentos. Para minimizar estas variaciones, las mediciones deben realizarse siempre en las mismas condiciones: por la mañana, después de ir al baño y antes de beber o comer nada.

Su principal ventaja es la accesibilidad. Hoy casi cualquier persona puede tener una báscula de este tipo en casa y evaluar la evolución de su composición corporal semana tras semana. Es normal observar fluctuaciones diarias, pero lo que en realidad importa no es el valor puntual, sino la tendencia: si el porcentaje de grasa se mantiene estable, disminuye o aumenta de forma consistente a lo largo del tiempo.

Como referencia general, los hombres suelen encontrarse en rangos saludables entre un 12 y un 25 % de grasa corporal, y las mujeres entre un 16 y un 28 %. Por debajo de estos rangos pueden aparecer alteraciones hormonales y consecuencias negativas para la salud, sobre todo en las mujeres.

Recomiendo con frecuencia a mis pacientes que buscan perder grasa o recomponer su cuerpo que utilicen una báscula de bioimpedanciometría en casa. Es una herramienta simple para evaluar si la estrategia está funcionando y realizar ajustes basados en la evolución real de la grasa corporal y la cantidad de músculo. Es importante recalcar que hablamos de grasa corporal, no de peso. El peso es una métrica con muy poca utilidad en la nutrición moderna. Dos personas con el mismo peso pueden tener composiciones corporales radicalmente distintas. Lo que nos interesa no es cuánto pesas, sino de qué está hecho tu cuerpo. No es raro que una persona pierda grasa y gane músculo al mismo tiempo, y que su peso se mantenga estable o incluso aumente ligeramente. En esta fase, muchas personas se desaniman pensando que «la dieta no funciona», cuando en realidad el cambio que buscan ya está ocurriendo.

En la práctica, utilizamos tres estrategias principales para controlar el balance energético, que pueden combinarse en distintas proporciones para crear un déficit calórico sostenible y favorecer una pérdida de grasa efectiva:

Control por calorías

Esta es, con diferencia, la estrategia más antigua y también la más efectiva, pero al mismo tiempo la que exige un mayor esfuerzo cognitivo. Consiste en estimar tus requerimientos diarios de energía y establecer una ingesta por debajo de ese valor. La diferencia deberá cubrirla tu organismo recurriendo a sus reservas energéticas, es decir, la grasa. Exactamente cuánto reducir es un tema debatido. Los déficits muy pequeños pueden producir cambios imperceptibles, mientras que los déficits excesivos activan mecanismos de adaptación que dificultan la pérdida de grasa y empeoran la adherencia. Desde una perspectiva de salud y longevidad, el rango óptimo suele situarse entre una reducción del 10 y el 30 % de los requerimientos calóricos diarios.

Una ventaja adicional de este enfoque es que nos permite predecir el progreso con bastante precisión. Sabemos que un gramo de grasa almacena aproximadamente 9 calorías, lo que significa que un kilogramo de grasa equivale a unas 9.000 calorías. Así, un déficit diario de 300 calorías al día se traduciría, de forma aproximada, en una pérdida de un kilo de grasa en un mes.

A pesar de ser el método más científico y eficaz, es también el que menos personas están dispuestas a seguir de forma prolongada, debido al trabajo adicional que implica cada comida.

Para conocer con precisión cuántas calorías contiene un plato es necesario pesar los alimentos. Existen cientos de aplicaciones móviles con bases de datos de alimentos y platos habituales que incluyen calorías y macronutrientes. Incluso empiezan a aparecer herramientas basadas en inteligencia artificial capaces de estimar ingredientes y cantidades a partir de una fotografía, con un margen de error razonable. No son perfectas, pero resultan muy útiles para desarrollar conciencia energética sobre lo que comemos día tras día.

En la práctica, esta estrategia es especialmente útil en dos situaciones concretas:

- Al inicio del proceso, para entender realmente qué y cuánto estamos comiendo. Tras algunas semanas, la mayoría de las personas desarrollan una intuición bastante precisa del contenido energético de sus comidas.
- En momentos de estancamiento, cuando necesitamos datos objetivos para verificar si la ingesta real coincide con lo que creemos estar comiendo.

Este método funciona especialmente bien en personas con un perfil analítico, que disfrutan de la estructura y del seguimiento numérico. Sin embargo, no es la única forma de lograr un déficit calórico ni necesariamente la más sostenible para la mayoría.

Control por alimentos

El segundo enfoque no se basa en números, sino en qué alimentos elegimos. En lugar de contar calorías de forma explícita, se prioriza un conjunto de alimentos que, por su composición y efectos fisiológicos, tienden a reducir de manera natural la ingesta energética total. Al limitar el abanico de alimentos disponibles, reducimos de forma indirecta las calorías ingeridas. Evidentemente, el impacto depende de qué alimentos se eliminan: no tiene el mismo efecto retirar el pepino que las patatas fritas.

Pero este enfoque va más allá del simple recorte energético. No todos los alimentos influyen igual en la saciedad, la respuesta hormonal y la velocidad con la que vuelve el hambre. Al elegir alimentos con alta saciedad y baja densidad calórica, muchas personas comen menos sin la necesidad de realizar un esfuerzo consciente.

La proteína, la fibra y los alimentos con alto volumen envían señales potentes al cerebro para indicar que la ingesta ha sido suficiente. Por eso, los alimentos más saciantes suelen ser:

- carnes magras, pescados y huevos
- lácteos ricos en proteína
- legumbres
- verduras y frutas enteras
- sopas y platos de cuchara con alto contenido en agua y fibra

Una forma muy práctica de aplicar este enfoque, sin pesar alimentos ni contar calorías, es aprender a construir platos autorregulados. Una regla simple que funciona bien en la mayoría de mis pacientes es la siguiente:

- Aproximadamente la mitad del plato debe estar compuesta por verduras y hortalizas de distintos colores, ricas en agua, fibra y micronutrientes, pero con muy baja densidad calórica.
- Un cuarto del plato debe ser una fuente de proteína de alta calidad: pescado, huevos, legumbres, carne magra o lácteos ricos en proteína.
- El cuarto restante puede destinarse a carbohidratos complejos, como la patata, el boniato, el arroz integral, la quinoa, las legumbres, o a grasas saludables, como el aguacate, los frutos secos o

el aceite de oliva virgen extra, según las necesidades y preferencias individuales.

Control por tiempo

También conocido como ayuno intermitente, este enfoque no regula directamente qué comer ni cuántas calorías ingerir, sino cuándo se come. La premisa es sencilla: al reducir la ventana diaria de alimentación —se eliminan oportunidades de picoteo y consumo impulsivo, sobre todo por la noche—, muchas personas terminan ingiriendo menos energía de forma espontánea. Durante las ventanas de ayuno se permite únicamente agua, café, té y, si es necesario, medicamentos o suplementos. Durante las ventanas de alimentación no hay restricciones obligatorias, aunque en algunas personas puede aparecer una sobreingesta compensatoria que anule o incluso revierta el efecto esperado.

Existen múltiples modalidades, desde los protocolos moderados como el 14:10 o el 16:8, en los que se ayuna durante catorce o dieciséis horas y se come de ocho a diez horas, hasta los enfoques más extremos como el ayuno en días alternos o los ayunos prolongados de cuarenta y ocho horas o más. En general, cuanto más estrecha es la ventana de alimentación, mayor es la probabilidad de generar un déficit calórico, pero también aumenta el riesgo de que el patrón deje de ser sostenible o adecuado.

Más allá del control del peso, el ayuno se ha popularizado por su relación con la autofagia, un proceso celular de reciclaje mediante el cual las células eliminan componentes dañados o disfuncionales. Sabemos con certeza que el ayuno estimula la autofagia, pero aquí conviene matizar el discurso popular. En humanos no está claro cuántas horas de ayuno son necesarias para inducir una autofagia profunda y sostenida. Es probable que los protocolos habituales, como el 16:8, produzcan un estímulo modesto, lejos de lo que sugieren muchos mensajes simplificados. Esto no invalida el ayuno como herramienta, pero sí obliga a entender sus límites.

También debemos considerar los riesgos. En ayunos prolongados o frecuentes, especialmente si se combinan con dietas bajas en proteína, aumenta el riesgo de pérdida de masa muscular. Si el cuerpo necesita proteínas para el funcionamiento de sus sistemas vitales y no las está ingresando a través de la dieta, no dudará un segundo en degradar el músculo para reutilizar sus proteínas. Las ventanas de alimentación muy estrechas pueden dificultar alcanzar la ingesta proteica necesaria para preservar masa magra, sobre todo en personas activas.

Por todo ello, el ayuno intermitente es una herramienta útil, pero no universal. Si decides utilizarlo para perder grasa, asegúrate de que durante las horas de alimentación consumes suficiente proteína y mantienes un estímulo adecuado de entrenamiento de fuerza.

REQUERIMIENTOS DE PROTEÍNA

Los hidratos de carbono y las grasas son, principalmente, combustible. Aunque algunas grasas resultan esenciales para el correcto funcionamiento del cerebro y del sistema endocrino, en su mayoría actúan como gasolina para mantener nuestra maquinaria metabólica en marcha. Nuestro cuerpo puede alternar entre una fuente de energía y otra con relativa facilidad, adaptando el uso de hidratos o grasas sin consecuencias relevantes para la salud en la mayoría de los contextos.

Con la proteína ocurre algo completamente distinto. Las proteínas no son combustible, son estructura y función. Constituyen los ladrillos con los que se construye y se mantiene el organismo. La estructura del hueso, la contracción muscular, la comunicación entre neuronas, las hormonas del sistema endocrino, las enzimas digestivas, el sistema inmunológico, prácticamente todas las funciones vitales dependen de proteínas. Esto hace que nuestros requerimientos diarios de proteína sean mucho menos flexibles que los de otros macronutrientes. A diferencia de la grasa, que actúa como una reserva energética casi infinita, la única reserva proteica del cuerpo es el músculo.

El mito de los 0,8 g/kg

Existe una recomendación oficial ampliamente difundida de consumir 0,8 gramos de proteína por kilogramo de peso corporal. Se enseña en las facultades de medicina y se repite desde hace décadas como si fuera una ley fisiológica universal.

El origen de esta cifra se encuentra en un estudio de balance de nitrógeno. Puesto que las proteínas son nuestra principal fuente de nitrógeno, si medimos cuánto nitrógeno entra a través de la dieta y cuánto sale a través de la orina, podemos obtener una estimación de la utilización de proteínas en el cuerpo. Si la cantidad de nitrógeno que expulsamos en la orina es muy inferior a la que tomamos en la dieta, eso quiere decir que el cuerpo está aprovechando hasta la última proteína ingerida y no puede permitirse eliminar nada. Hay que saber que, en este estudio que determinó la dosis de 0,8 gramos por kilo, los participantes eran hombres jóvenes, delgados, sedentarios y que estaban encerrados como sujetos de laboratorio por haber abandonado su labor en el ejército al declararse objetores de conciencia en la guerra. Eran personas de unos 65 a 70 kilos, sin entrenamiento, sin estrés fisiológico y sin unos objetivos más ambiciosos que mantener un estado basal de salud. Bajo esas condiciones, alrededor de 50 a 60 gramos de proteína al día eran suficientes para evitar la pérdida de tejido corporal. Pero esa cifra no se estudió en personas activas, adultos mayores, mujeres embarazadas, deportistas, o en quienes quieren aumentar masa muscular o rendir al máximo. Mucho menos para alguien que ya ha pasado los cuarenta, entrena varias veces a la semana o tiene un objetivo de recomposición corporal.

Longevidad no es supervivencia

La evolución no nos seleccionó para vivir muchos años, sino para reproducirnos con éxito. Desde un punto de vista evolutivo, la longevidad es casi un efecto colateral. Por eso hoy, por primera vez en la historia, podemos plantearnos una pregunta distinta: no solo cómo evitar morir, sino cómo vivir más y mejor. Y esa pregunta obliga a replantear cuánta proteína necesitamos y con qué propósito. Según lo visto, podemos concluir que la recomendación clásica de 0,8 g/kg no representa el punto óptimo para casi nadie que aspire a la salud, el rendimiento o la longevidad. Representa el umbral mínimo para mantener el balance de nitrógeno. Para quien quiere mantenerse fuerte, funcional e independiente durante décadas, ese mínimo es claramente insuficiente.

Otra idea fundamental para desmontar esta recomendación se fundamenta en que nadie que haya tratado un paciente ha medido jamás su balance de nitrógeno para mejorar su alimentación. Nos basamos en datos que sabemos que tienen un impacto real como la masa muscular, y en este parámetro no hay duda de que 0,8g/kg no es suficiente.

La curva de la síntesis muscular

Desde un punto de vista muscular, sabemos que la respuesta a la proteína es saturable. Aumentar la ingesta más allá de cierto punto no genera beneficios adicionales significativos.

- 1,2 g/kg es el mínimo funcional para evitar un déficit de aminoácidos esenciales.
- Pasar de 1,2 a 1,6 g/kg produce un 27 % más de ganancia de masa magra y un 10 % más de fuerza, con el mismo entrenamiento.
- Por encima de 1,6 g/kg, los beneficios continúan, pero con rendimientos decrecientes.

Es como exprimir una toalla mojada: la mayor parte del agua sale en los primeros giros. A partir de ahí, cada giro adicional aporta menos, pero sigue aportando algo.

Un adulto joven, activo y con buena salud metabólica puede mantenerse perfectamente con alrededor de 1,6 g/kg. Pero la vida real no es un laboratorio.

Nadie cumple sus objetivos nutricionales con precisión absoluta todos los días. Hay viajes, comidas sociales, días sin hambre o días caóticos. Y aquí aparece un principio clave: los días por debajo penalizan más que lo que compensan los días por encima de tu nivel.

Si apuntas a 1,6 g/kg, tu día malo será 1,2. Y eso ya te coloca en el mínimo funcional.

Si apuntas a 2 g/kg, tu día malo será 1,6 y tu día bueno será 2,2.

En adultos mayores aparece además la resistencia anabólica. Necesitan más leucina y más proteína para activar las mismas vías de síntesis muscular. Para ellos, 1,6 g/kg no es un objetivo ambicioso, es lo mínimo para no retroceder.

Por eso, desde un punto de vista clínico y práctico, 2 g/kg es una recomendación robusta, realista y segura para la población que entrena, envejece o quiere mejorar su composición corporal.

¿Es peligrosa una ingesta alta de proteína?

La respuesta, basada en la evidencia en humanos sanos, es clara: no. No existen ensayos clínicos que demuestren daño renal, hepático o cardiovascular con ingestas de 2-2,5 g/kg en personas sin enfermedad renal previa. La única situación en que una ingesta elevada de proteína puede ser perjudicial es en pacientes con enfermedad renal avanzada, en los que sí puede acelerar la progresión del daño.

En personas sanas, lejos de ser perjudicial, una ingesta adecuada de proteína tiene sin duda un efecto protector.

Tabla de referencia para el consumo de proteínas	
Cantidad	**Descripción**
0,8 g/kg	Mínimo para no deteriorarse
1,2 g/kg	Mínimo funcional
1,6 g/kg	Máximo rendimiento con menor esfuerzo
1,6-2,2 g/kg	Rango óptimo para quienes entrenan, envejecen o buscan la recomposición corporal
2 g/kg	Recomendación sencilla, segura y sostenible para la vida real

Densidad nutricional

La densidad nutricional se refiere a la calidad química de las calorías que entran en tu cuerpo. Aquí conviene recordar una idea que a veces incomoda, pero que es profundamente cierta: la nutrición no es más que química orgánica aplicada al cuerpo humano.

Todo lo que comemos son «moléculas químicas». Algunas producidas por la naturaleza, otras sintetizadas por la industria. Nuestro sistema digestivo, el hígado, el cerebro e incluso la microbiota no distinguen entre comida sana y comida basura; distinguen estructuras químicas, moléculas que pueden encajar o no en receptores, activar o bloquear rutas metabólicas, modular hormonas, encender o apagar genes. Igual que un fármaco puede salvarte la vida y un veneno puede quitártela, los compuestos presentes en los alimentos interactúan con la biología en direcciones muy distintas y, a lo largo de los años, van inclinando la balanza hacia la salud o hacia la enfermedad.

Esto nos lleva a una confusión muy habitual, la diferencia entre lo «natural» y lo «sintético». Para el organismo, una molécula es simplemente una estructura concreta de átomos, independientemente de su origen. No existe un aura mágica asociada a lo natural ni una amenaza intrínseca en lo sintético. Solo existe la química. Un ejemplo ilustrativo es la vainilla. El sabor característico procede, en más del 95 %, de una única molécula, la vainillina. Esa molécula puede extraerse de la vaina de vainilla, pero también sintetizarse a partir de arroz, pulpa de madera o derivados petroquímicos. El origen cambia, la molécula no. Su estructura es idéntica. La vainilla natural contiene cientos de compuestos adicionales que aportan matices aromáticos que un catador experto podría identificar, pero para la mayoría de las personas el estímulo sensorial es prácticamente el mismo. El cuerpo responde a la molécula, no a la historia de cómo se produjo. Por tanto, lo importante no es si un compuesto viene de la naturaleza o de un laboratorio, sino qué efectos bioquímicos produce en el organismo.

¿Qué es realmente la densidad nutricional?

Cuando hablamos de densidad nutricional, nos referimos a cuántos nutrientes útiles aporta un alimento por cada caloría que contiene. Los nutrientes útiles son proteínas de calidad, vitaminas, minerales, fibra, ácidos grasos esenciales y fitonutrientes con efectos protectores. Dos comidas pueden tener exactamente las mismas calorías y producir impactos metabólicos completamente distintos.

Un ejemplo de alta densidad nutricional sería un plato de legumbres con verduras y frutos secos. Las legumbres aportan proteína, fibra y minerales. La fibra, fermentada por la microbiota, se convierte en ácidos grasos de cadena corta que nutren el intestino, reducen la inflamación y mejoran funciones cognitivas. Los frutos secos añaden grasas saludables, magnesio y compuestos bioactivos con efecto protector cardiovascular. El resultado es una combinación en la que cada caloría aporta múltiples beneficios biológicos.

En el extremo opuesto están los alimentos de baja densidad nutricional. Son productos en los que la mayor parte de las calorías provienen de azúcares, harinas refinadas y grasas de mala calidad, con muy poca fibra, escasos micronutrientes y, en muchos casos, acompañadas de compuestos que pueden resultar perjudiciales si se consumen de forma habitual. Este es el patrón típico de muchos ultraprocesados.

Comer en el mundo real

La pregunta lógica es: ¿qué debo comer y qué debería evitar? Y la respuesta honesta es que no vivimos en un laboratorio. En el mundo real no podemos controlar al cien por cien todas las sustancias bioquímicas a las que estamos expuestos. Pero entender qué efectos tienen sobre nuestro organismo nos permite tomar decisiones informadas. Con ese objetivo, a continuación detallo los grupos de alimentos con mayor densidad nutricional, aquellos que de forma consistente inclinan la balanza hacia la salud y la longevidad.

Verduras de hoja verde

Espinacas, kale, acelgas, rúcula, canónigos. Todas comparten un perfil químico excepcionalmente rico. Aportan vitaminas del grupo B, vitamina C y vitamina K, además de luteína y zeaxantina, carotenoides que se acumulan en la retina y protegen la visión. Son también una de las principales fuentes de nitratos naturales, que el cuerpo convierte en óxido nítrico, mejorando la función endotelial y la vasodilatación. Desde una perspectiva de longevidad, esto se traduce en una menor presión arterial y una mejor oxigenación tisular. Todo ello con una densidad calórica extremadamente baja, lo que permite grandes volúmenes de consumo con impacto energético mínimo.

Crucíferas

Brócoli, col lombarda, coles de Bruselas y coliflor, que destacan por su contenido en glucosinolatos, compuestos azufrados que, al ser cortados o masticados, se transforman en sulforafano e indol-3-carbinol. Estas moléculas activan sistemas de detoxificación hepática, reducen la inflamación y ejercen efectos protectores sobre el ADN. El sulforafano activa la vía Nrf2, uno de los principales sistemas de defensa antioxidante del organismo. Ningún suplemento ha demostrado replicar el efecto sinérgico de estos compuestos cuando proceden de alimentos enteros.

Frutos del bosque

Arándanos, frambuesas, moras y fresas, que son auténticas cápsulas naturales de polifenoles, especialmente antocianinas, capaces de atravesar la barrera hematoencefálica. Reducen la inflamación neuronal, mejoran la plasticidad sináptica y podrían contribuir a preservar la memoria y la velocidad cognitiva con la edad. Además, su fibra soluble alimenta la microbiota y contribuye a regular la glucosa y la inflamación sistémica. Su baja densidad calórica las convierte en una opción excelente en el control de peso.

Frutos secos y semillas

Almendras, nueces, pistachos, sésamo, semillas de lino y chía, que aportan una combinación única de fibra, proteína vegetal, grasas saludables y minerales. Las nueces destacan por su contenido en ácido alfa-linolénico, las semillas de lino por sus lignanos moduladores del metabolismo estrogénico y las almendras por su aporte de vitamina E, un potente antioxidante liposoluble que protege las membranas celulares.

Aceite de oliva virgen extra

Desde la perspectiva de la longevidad, es una de las grasas más valiosas. Su contenido en ácido oleico mejora la sensibilidad a la insulina y favorece un perfil lipídico saludable. Pero su verdadero valor está en sus polifenoles, en especial la oleuropeína e el hidroxitirosol, que reducen la inflamación, protegen las neuronas y disminuyen la oxidación de partículas LDL. La calidad es determinante: un aceite rico en polifenoles se comporta casi como un pequeño antiinflamatorio diario.

Legumbres

Lentejas, garbanzos, alubias y guisantes, que combinan la proteína vegetal, los carbohidratos complejos y la fibra de forma excepcional. Las legumbres son ricas en hierro, magnesio y potasio. Su fibra fermentable favorece la producción de butirato, clave para la salud intestinal, la integridad de la barrera intestinal y la reducción de la inflamación. Además, estabilizan la glucosa y aumentan la saciedad. En términos epidemiológicos, pocas familias de alimentos tienen una asociación tan consistente con la longevidad.

Pescado azul

Salmón, sardinas, caballa, arenque y boquerones, que son fuentes directas de EPA y DHA, los omega-3 más relevantes para la función cerebral, la salud cardiovascular y la regulación de la inflamación. A diferencia del ALA vegetal, estos ácidos grasos se incorporan directamente a las membranas celulares, especialmente en neuronas. También aportan vitamina D, yodo y selenio, nutrientes con frecuencia deficitarios. Su consumo regular se asocia con una menor mortalidad cardiovascular.

Huevos

Son un ejemplo perfecto de densidad nutricional extrema. Aportan proteína completa, colina (esencial para la función hepática y cognitiva), vitaminas liposolubles, minerales y antioxidantes como la luteína y la zeaxantina. La colina es uno de los nutrientes más deficitarios en la población general y resulta clave para la integridad de las membranas celulares y la síntesis de neurotransmisores. Los huevos son, probablemente, uno de los alimentos más injustamente demonizados del último siglo.

Mariscos

Mejillones, almejas, ostras y gambas, que son extraordinariamente ricos en zinc, cobre, hierro, selenio y vitamina B12. Las ostras, en particular, se encuentran entre los alimentos con mayor densidad nutricional del planeta. Estos micronutrientes son esenciales para la función inmunitaria, la producción de energía mitocondrial y el mantenimiento del ADN, todo ello con un contenido calórico sorprendentemente bajo.

Alimentos perjudiciales para la salud

En el extremo contrario se encuentran los alimentos que tienen un efecto negativo sobre nuestra biología, y unos de los principales responsables en el día a día son los alimentos procesados. Pero aquí es imprescindible detenernos y aplicar criterio y sentido común. El término «alimentos procesados» se ha vuelto tan omnipresente en las conversaciones sobre la salud que muchas veces se utiliza de forma imprecisa, casi como un insulto nutricional. Se asume que todo procesamiento es malo o que cualquier alimento que haya pasado por una máquina es automáticamente perjudicial. Esta simplificación no solo es incorrecta, sino que nos impide tomar mejores decisiones.

El problema no es que un alimento haya sido transformado. El problema es qué tipo de transformación ha sufrido, con qué objetivo y qué efectos tienen los ingredientes resultantes sobre el cuerpo humano. Para entender por qué esta visión binaria genera tanta confusión, conviene revisar brevemente la clasificación NOVA, que divide los alimentos en cuatro categorías según su grado de procesamiento. Esta clasificación nació con la intención de diferenciar los alimentos frescos de los productos industriales, pero tiene una limitación importante: mezcla los procesos inocuos con los procesos claramente perjudiciales y agrupa alimentos nutricionalmente valiosos con productos sin ningún interés biológico.

- **NOVA 1: alimentos no procesados o mínimamente procesados.** Han pasado por procesos simples como el lavado, el corte, la congelación, el triturado básico o la separación mecánica. No se altera de forma significativa su estructura química. Ejemplos: frutas, verduras, carne fresca, pescado, huevos, leche, legumbres secas, frutos secos crudos, cereales integrales, agua.
- **NOVA 2: ingredientes culinarios procesados.** Proceden de la extracción, el refinado, el prensado o el secado de alimentos naturales. Se utilizan para cocinar o preparar platos. Ejemplos: aceite de oliva, mantequilla, azúcar, sal, miel, vinagre, grasas animales.
- **NOVA 3: alimentos procesados.** Suelen tener pocos ingredientes (habitualmente entre dos y cinco). El procesamiento busca mejorar la conservación o el sabor sin alterar de forma radical la estructura del alimento. Ejemplos: pan tradicional, queso, yogur, conservas de pescado, verduras en salmuera, legumbres cocidas en lata, frutos secos con sal.
- **NOVA 4: alimentos ultraprocesados.** Productos formulados industrialmente con ingredientes que no utilizarías en una cocina doméstica. Contienen largas listas de ingredientes y múltiples

aditivos: colorantes, emulsionantes, saborizantes, potenciadores del sabor, estabilizantes. Son ricos en azúcares añadidos, harinas refinadas y grasas alteradas. Están diseñados para ser extremadamente deliciosos, duraderos, fáciles de consumir y para activar los circuitos de recompensa del cerebro. Ejemplos: galletas industriales, snacks, patatas fritas, cereales azucarados, refrescos, bebidas energéticas, postres preparados, pizzas congeladas, barritas ultraprocesadas, embutidos industriales.

Como puedes ver, bajo la etiqueta de «procesado» entran tanto un bote de garbanzos cocidos como una salchicha industrial. Y dentro de «ultraprocesado» pueden convivir desde un helado azucarado hasta la proteína de suero en polvo. La clasificación describe el proceso, pero no describe la calidad ni el impacto biológico real.

Otro aspecto clave que merece atención es cómo cocinamos los alimentos. No es lo mismo triturar que freír a alta temperatura. No es lo mismo cortar, cocer o prensar que someter un alimento a reacciones químicas agresivas. Para el organismo, triturar zanahorias o almendras no supone ningún problema; simplemente facilita la digestión. En cambio, freír alimentos en aceites reutilizados o exponer azúcares y almidones a temperaturas demasiado altas genera compuestos como los aldehídos tóxicos o la acrilamida, que tienen efectos inflamatorios y potencialmente carcinogénicos bien documentados. Desde el punto de vista biológico, estas diferencias no pueden meterse en el mismo saco.

Reducir la conversación a «procesado sí» o «procesado no» puede servir como una señal grosera de alerta, pero deja fuera la información más importante.

Aprender a leer los ingredientes

Lo de verdad relevante es aprender a mirar los ingredientes y entender por qué están ahí. Tomemos el ejemplo del queso cottage. Es un alimento procesado, sí, pero su composición es simple y biológicamente coherente: leche, fermentos y sal. Nada más. O pensemos en una bebida de almendra que solo contiene agua y almendras molidas. Está procesada, sí, pero no hay ningún aditivo cuyo propósito sea manipular tu paladar o alargar de forma artificial su vida útil.

En cambio, muchas bebidas vegetales de baja calidad, galletas industriales o snacks fritos contienen veinte o treinta ingredientes que no aportan ningún valor nutricional: estabilizantes, emulsionantes, colorantes, aromas artificiales, potenciadores del sabor y grasas modificadas. Estos compuestos no se añaden para nutrirte, sino para vender más, abaratar costes, alargar la vida del producto, crear texturas más adictivas, colores más atractivos o sabores que secuestren los circuitos de recompensa del cerebro. No hace falta recurrir a teorías conspirativas para reconocerlo. Muchos de estos ingredientes existen por motivos puramente comerciales.

Una lección de humildad científica

Esto nos obliga a recordar otra verdad incómoda. En múltiples ocasiones, los ingredientes considerados seguros durante décadas acabaron retirándose cuando apareció nueva evidencia científica. No significa que todos los aditivos sean peligrosos; muchos probablemente sean inocuos.

Sí es evidente, sin embargo, que la investigación en seguridad alimentaria ha sido históricamente incompleta y que muchos compuestos nunca se estudiaron en condiciones que se parezcan mínimamente al consumo real, crónico y combinado que ocurre en la vida cotidiana. Por eso, desde una perspectiva de longevidad, evitar productos con listas de ingredientes largas o con nombres que no reconocerías en una cocina doméstica se convierte en una de las estrategias más simples, robustas y eficaces para proteger tu salud a largo plazo.

SALUD METABÓLICA

Durante décadas hemos hablado del metabolismo como si fuera algo abstracto, casi misterioso. En realidad, es un sistema profundamente tangible: la manera en que tu cuerpo procesa, almacena y utiliza la energía. Y dentro de ese sistema, ningún componente es tan determinante como la gestión de los hidratos de carbono y, en especial, la insulina.

Podemos imaginar la salud metabólica como un espectro continuo de grises. En un extremo se encuentra el metabolismo flexible y eficiente, el de una persona que procesa los hidratos sin grandes picos de glucosa, mantiene niveles bajos de insulina basal y puede cambiar con facilidad entre quemar glucosa o quemar grasa según la demanda. En el otro extremo está la diabetes tipo 2. Pero no se llega hasta allí en un salto brusco ni un diagnóstico binario, sino en un proceso lento y progresivo que suele comenzar años antes con pequeñas alteraciones que pasan desapercibidas.

En la medicina tradicional se utiliza con frecuencia un enfoque obsoleto: si cumples ciertos criterios, estás enfermo y debes tratarte; si no los cumples, estás «sano» y vuelves a casa sin tratamiento. Si tu glucosa en ayunas es mayor de 126, eres diabético; si es de 123, no lo eres. Si tu hemoglobina glicosilada es del 6,5 %, tienes diabetes; si es del 6,3 %, estás «bien». No hace falta ser médico para darse cuenta de que este planteamiento no tiene sentido.

Más importante que poner una etiqueta de sano o enfermo es entender el proceso fisiológico que está ocurriendo y las consecuencias que tendrá a medio y largo plazo. Solo así podemos actuar cuando aún estamos a tiempo de revertir el daño.

Desde la nutrición, el objetivo es claro: reducir la carga de trabajo metabólico y reentrenar al organismo para manejar la energía de forma más eficiente. Esto puede lograrse de muchas maneras: aumentar la fibra, priorizar la proteína, reducir los ultraprocesados. En personas que ya muestran signos de disfunción metabólica, sin embargo, existe una herramienta especialmente potente: reducir de forma significativa los hidratos de carbono. No es que los hidratos sean malos por definición. El problema es que, en personas con resistencia a la insulina, son esos los macronutrientes que generan mayor estrés metabólico.

Diseñar una dieta baja en hidratos no implica eliminar los carbohidratos ni caer en restricciones extremas. Significa elegir aquellos que generan una menor carga glucémica, estructurar la dieta para maximizar la saciedad y la estabilidad energética y utilizar el contexto a nuestro favor. Una estrategia práctica es comenzar eliminando los hidratos más problemáticos: harinas refinadas, pan blanco, pasta, arroz blanco, dulces, zumos, cereales de desayuno y alimentos que combinan azúcar con grasas añadidas. Estos productos elevan la glucosa con rapidez y son difíciles de controlar en cantidad. El siguiente paso es priorizar la proteína en cada comida, ya que es altamente saciante, estabiliza la glucosa y aporta los aminoácidos necesarios para preservar la masa muscular, algo crítico cuando buscamos mejorar la salud metabólica. Junto con la proteína, las verduras de hoja verde, las crucíferas, las setas y las ensaladas grandes deben convertirse en la base del plato: gran volumen, pocas calorías y mínimo impacto glucémico. Para completar la comida, se añaden grasas saludables como el aceite de oliva virgen extra, el aguacate, los frutos secos o las semillas, que aportan energía sostenida sin provocar picos de glucosa.

Una tercera estrategia consiste en reservar los hidratos para momentos estratégicos, en general después del ejercicio o en determinadas comidas del día, cuando los músculos están más sensibles a la insulina. En ese contexto, elegir carbohidratos de digestión lenta como legumbres, quinoa, boniato o arroz integral permite beneficiarse de ellos sin interferir en la recuperación metabólica. La cantidad importa, pero el momento también.

En salud metabólica, el orden de los factores sí altera el producto. La secuencia en la que ingerimos los alimentos dentro de una comida puede modificar de forma significativa las curvas de glucosa. La proteína y la fibra enlentecen el vaciado gástrico y reducen el pico de glucosa. La fibra actúa como una barrera parcial que retrasa la absorción de glucosa desde el intestino hacia la sangre. Por eso, empezar una comida con una ensalada puede reducir de manera notable el impacto glucémico de un plato posterior de pasta.

Algo tan simple como caminar diez minutos después de una comida rica en hidratos también puede cambiar de forma radical la curva de glucosa. Al activar los músculos, estos comienzan a utilizar glucógeno y se vuelven más sensibles a la insulina para reponerlo. Si sabes que has ingerido más hidratos de los que toleras bien, volver caminando en lugar de usar transporte público puede marcar la diferencia.

La biología humana es compleja. El cuerpo humano es un sistema no lineal en que pequeñas variaciones en genes, proteínas o microbiota pueden producir efectos inesperados. Una recomendación nutricional lógica y bien intencionada puede tener consecuencias distintas en personas diferentes. Por este motivo, todas las personas deberían utilizar al menos una vez en su vida un monitor continuo de glucosa. La forma correcta de hacerlo es como un experimento: probar combinaciones de alimentos, modificar el orden de las comidas, caminar después de comer y observar qué sucede. Aprovechemos la tecnología para entender cómo funciona nuestro organismo de manera individual, porque te garantizo que no se parece al de nadie más.

Algo que observo con mucha frecuencia en consulta es un patrón que sorprende tanto a los pacientes como a quienes creen que una dieta vegana, por el mero hecho de ser «limpia», garantiza una salud metabólica perfecta. Muchos de mis pacientes veganos llegan con hábitos envidiables: verdura en abundancia, fruta, legumbres, frutos secos, semillas, granos enteros. Cocinan en casa, evitan los ultraprocesados y suelen tener un estilo de vida activo. Desde fuera, todo apunta a una salud impecable. Sin embargo, cuando analizamos su metabolismo de forma más profunda, aparecen señales claras de disfunción: picos exagerados de glucosa después de comidas en apariencia saludables, niveles elevados de insulina basal y un patrón de glucosa muy variable a lo largo del día. No es que la dieta vegana sea «mala», pero sí es cierto que, en la práctica, una proporción muy alta de sus calorías proviene de los hidratos, incluso en dietas ricas en fibra y micronutrientes. Y para muchas personas, sobre todo aquellas con una predisposición genética o un estilo de vida menos activo de lo que imaginan, esta carga glucémica constante supera su capacidad metabólica para manejarla.

Lo que necesito recalcar una y otra vez es que la salud metabólica no depende tan solo de la calidad nutricional. Puedes comer alimentos excelentes desde un punto de vista micronutricional y, aun así, generar picos de glucosa y respuestas de insulina que con el tiempo conducen a una resistencia encubierta. La solución pasa por ajustar la arquitectura de la dieta.

> Es necesario aumentar las fuentes de proteína vegetal de alta calidad, reducir la carga total de almidones, incorporar más grasas saludables y distribuir mejor las comidas.

Cuando estos ajustes se aplican, la mejora metabólica suele ser rápida y clara. Y la lección que queda es siempre la misma: incluso dentro de un patrón alimentario saludable, la cantidad y la calidad de los hidratos importa, y mucho.

Un estilo de vida, no una dieta

El último pilar de la nutrición es, paradójicamente, el más sencillo de entender y el más difícil de aplicar: esto no va de hacer una dieta, va de construir un estilo de vida.

La nutrición para la longevidad no es un programa temporal ni una fase. Es una forma de relacionarte con la comida que puedas sostener durante años. No se trata de comer para perder cinco kilos, sino de comer para vivir más y mejor. Tu objetivo hoy puede ser reducir la grasa visceral, pero mañana tal vez sea controlar los picos de glucosa. En otro momento, será ganar masa muscular. Por tanto, cualquier estrategia nutricional debe adaptarse a tu identidad, tus valores y tu contexto. No existe un patrón perfecto para todos; existe el patrón que tú puedes sostener sin estar en guerra contigo mismo.

Nunca pediría a un paciente que abandone una dieta alineada con sus principios personales. La salud no puede construirse en conflicto permanente con los propios valores. Del mismo modo, no tiene sentido imponer una disciplina extrema a alguien para quien la comida es un placer central en su vida.

La mejor estrategia nutricional no es la más estricta, sino la más sostenible.

Y aquí quiero hablarte directamente a ti, lector: cuando salgas a cenar por tu aniversario, o celebres un cumpleaños, o tengas una cena especial con tu pareja, no quiero que pienses ni por un segundo en nada de lo que has leído en este capítulo. En esos momentos, lo más saludable que puedes hacer es estar presente, disfrutar del plato, del vino, del postre, de la conversación, de todo aquello que da sentido a una vida bien vivida. Un momento de disfrute auténtico aporta más a tu longevidad que cualquier sacrificio innecesario. En serio, el postre de tu aniversario no te va a envejecer quince años ni va a acelerar la aparición de un cáncer. Lo que importa no es lo que haces en una noche especial; importa lo que haces todos los días del año.

La longevidad se construye con constancia, no con perfección. Una alimentación saludable sostenida en el tiempo es infinitamente más poderosa que dietas estrictas que solo puedes mantener durante un mes. Las excepciones no arruinan nada; son parte de la vida. Lo único que puede sabotear tu progreso es convertir esas excepciones en la norma. Come bien la mayor parte del tiempo, disfruta sin culpa en ocasiones especiales y construye una relación con la comida que te permita vivir mucho, pero sobre todo vivir bien. Ese es, al final, el verdadero objetivo de todo este capítulo.

El superpoder que no sabías que tenías: el sueño

Durante décadas hemos tratado el sueño como una simple pausa entre dos días productivos. Un trámite obligatorio para poder seguir funcionando. Dormir se percibe como descanso, como desconexión, casi como tiempo muerto. Ese pensamiento es uno de los mayores errores que cometemos cuando hablamos de salud y longevidad. Por eso el sueño es probablemente el pilar más infravalorado y desconocido de todos.

Dormir es activar los procesos de mantenimiento más importantes que tiene el organismo. Es el momento en que el cerebro se reordena, el metabolismo se ajusta y los sistemas de reparación entran en pleno funcionamiento. Es una necesidad absoluta para la supervivencia a largo plazo.

Debo confesar que, durante muchos años, fui una de esas personas que orgullosamente decían: «Ya tendré tiempo de dormir cuando esté muerto». Pero en el momento en el que entiendes lo que estás sacrificando al dejar de dormir y empiezas a revertirlo, es como si de la noche a la mañana desarrollaras superpoderes: agilidad mental, buen humor, control de estrés, mayor resistencia física y aumento de fuerza muscular. Y todo simplemente por respetar una de las necesidades más básicas de tu biología.

Porque, sí, el sueño es una de las palancas más potentes y, al mismo tiempo, más fáciles de optimizar en longevidad. Dormir mal deteriora casi todos los sistemas que determinan cuánto y cómo vas a vivir: el metabolismo, el sistema cardiovascular, la función cognitiva, la regulación emocional, el sistema inmune, el control de la inflamación y el mantenimiento muscular. El sueño influye en todos ellos de forma directa. Por eso me gusta definir el sueño como un multiplicador biológico. Cuando duermes bien, el ejercicio funciona mejor, la nutrición se gestiona mejor, el estrés se tolera mejor y el cuerpo responde mejor a cualquier intervención que hagas para mejorar tu salud.

Uno de los grandes problemas es que hemos normalizado el mal dormir. Dormir cinco o seis horas, despertarse cansado, depender de la cafeína desde primera hora o sentir que el cerebro nunca termina de arrancar se ha convertido en algo cotidiano. No lo percibimos como una señal de alarma, sino como el precio inevitable de la vida adulta.

Todos los años se produce un experimento poblacional involuntario que ilustra mejor que ningún otro la importancia crítica del sueño: el cambio al horario de verano. Numerosos estudios han analizado el impacto de perder una sola hora de sueño esa noche. El día posterior al cambio de hora se observa un aumento del 24 % en los ingresos hospitalarios por infarto de miocardio. En otoño, cuando se gana una hora de sueño, ocurre lo contrario: el riesgo se reduce aproximadamente un 21 %. Estos efectos se mantienen hasta tres días después del cambio horario. También se ha descrito un aumento de accidentes de tráfico, de errores médicos e incluso de intentos de suicidio; algunos estudios han detectado que los jueces dictan sentencias más duras el lunes posterior al cambio horario de primavera y más indulgentes tras el de otoño. Si todo esto ocurre por perder una sola hora de sueño durante una noche, imagina el efecto de sacrificar tres o cuatro horas varios días a la semana durante años. El sueño no es algo que podamos permitirnos ignorar.

¿Por qué dormimos?

Desde el punto de vista biológico, el sueño es el mecanismo que utiliza el cerebro para restaurar su equilibrio interno. Cada segundo que pasamos despiertos, nuestras neuronas están activas: transmiten señales, procesan información y consumen grandes cantidades de energía. Esa energía procede del ATP, la moneda energética de nuestras células. El ATP está formado por una molécula de adenina unida a tres grupos fosfato. A medida que el cerebro utiliza ATP para mantener la actividad neuronal, esta molécula se degrada progresivamente y va perdiendo esos grupos fosfato. El resultado final es la adenosina. A lo largo del día, la adenosina se va acumulando en el espacio entre las neuronas y actúa como una señal química que informa al cerebro de cuántas horas llevamos despiertos. Cuanta más actividad cerebral y mayor consumo de energía, mayor acumulación de adenosina y mayor sensación de sueño. Esta acumulación es lo que conocemos como presión de sueño: una señal biológica clara que indica al cerebro que ha llegado el momento de reducir la actividad y entrar en modo reparación.

Dormir es, en esencia, la forma que tiene el cerebro de vaciar ese depósito de adenosina y restablecer su capacidad energética para el día siguiente.

Cuando tomamos café, lo que hacemos es interferir con este sistema. La cafeína bloquea los receptores de adenosina, impidiendo que el cerebro perciba la señal de cansancio. Aunque la adenosina sigue acumulándose, el cerebro no la detecta y nos sentimos más despiertos. Pero cuando el efecto de la cafeína desaparece, toda esa presión acumulada reaparece de golpe, lo que explica el típico bajón brusco de energía.

FASES DEL SUEÑO

Para entender por qué el sueño es tan decisivo para la salud y la longevidad, debemos comprender que no dormimos todo el tiempo igual. El sueño no es un estado pasivo ni uniforme, sino un proceso altamente organizado, con fases bien definidas que se repiten en ciclos a lo largo de la noche. Cada fase cumple funciones biológicas específicas e insustituibles.

A lo largo de la noche, atravesamos ciclos de sueño que duran entre noventa y ciento diez minutos. En una noche normal, completamos entre cuatro y seis ciclos. Cada ciclo incluye dos grandes tipos de sueño: el sueño REM (movimientos oculares rápidos) y el sueño no REM.

Sueño no REM

El sueño profundo se divide en tres fases. La primera es de transición entre la vigilia y el sueño, en la que disminuye la frecuencia cardiaca y la actividad cerebral comienza a ralentizarse. Aunque parece poco relevante, es imprescindible para poder acceder al sueño profundo.

La segunda fase, conocida como sueño ligero, ocupa la mayor parte de la noche. Aquí se produce una relajación muscular más profunda, desciende la temperatura corporal y el cuerpo se prepara para entrar en el sueño profundo.

La tercera fase es el sueño profundo o sueño de ondas lentas. Este es el estado de máxima restauración biológica del organismo. La actividad cerebral desciende a su nivel más bajo, el sistema nervioso simpático se apaga y el cuerpo entra en un modo de reparación intensiva que no puede activarse durante la vigilia ni en otras fases del sueño.

A nivel cerebral, durante el sueño profundo se activa el sistema glinfático, una red especializada que utiliza el líquido cefalorraquídeo para eliminar residuos metabólicos acumulados durante el día. Entre estos se encuentran proteínas como la beta-amiloide y la tau, directamente implicadas en el desarrollo de las enfermedades neurodegenerativas.

En paralelo, el cerebro consolida memorias declarativas y aprendizajes, refuerza conexiones neuronales útiles y elimina las innecesarias. Es un proceso de optimización que mejora la eficiencia cognitiva. Cuando el sueño profundo es insuficiente, este sistema se vuelve ineficaz, lo que se traduce en peor memoria, menor capacidad de aprendizaje y una sensación persistente de fatiga mental.

Desde el punto de vista hormonal, el sueño profundo es el principal disparador de la liberación de la hormona de crecimiento en el adulto. Esta hormona regula la reparación muscular, la regeneración de tejidos, la salud ósea y la composición corporal. Su liberación nocturna favorece la síntesis proteica y reduce la degradación muscular.

Metabólicamente, el sueño profundo mejora de forma directa la sensibilidad a la insulina y la gestión de la glucosa. De hecho, cuando utilices tu primer monitor continuo de glucosa, lo notarás con claridad: por cada hora de sueño que se pierde, los niveles de glucosa pueden aumentar alrededor de un 10 %, y ese efecto se mantiene durante todo el día.

En el sistema cardiovascular se produce una reducción marcada de la frecuencia cardiaca y de la presión arterial, conocida como «*dipping* nocturno». La ausencia de este fenómeno se asocia con un mayor riesgo de hipertensión, infarto y mortalidad cardiovascular.

El sistema inmunológico también encuentra en el sueño profundo su ventana de regulación: se optimiza la producción de citoquinas, se refuerza la memoria inmunológica y se modulan las respuestas inflamatorias. Dormir mal no solo aumenta el riesgo de infecciones, sino que favorece un estado de inflamación crónica de bajo grado, uno de los grandes motores del envejecimiento acelerado.

Podríamos seguir describiendo los beneficios del sueño profundo durante páginas, pero el mensaje es claro: el sueño profundo impacta en todos los sistemas que necesitamos preservar si queremos vivir más y mejor.

Sueño REM

Esta fase cumple una función distinta, pero igualmente crítica, dentro de la arquitectura del sueño. Si el sueño profundo se encarga del mantenimiento físico y estructural del organismo, el sueño REM actúa como el gran modulador cognitivo y emocional.

Es una fase paradójica: aunque el cuerpo permanece profundamente relajado y prácticamente paralizado, el cerebro muestra una actividad intensa, en muchos aspectos similar o incluso superior a la de la vigilia.

Durante el sueño REM se produce una reorganización profunda de las redes neuronales. El cerebro consolida aprendizajes complejos, integra información nueva con experiencias pasadas y refuerza conexiones relacionadas con la creatividad, la resolución de problemas y la toma de decisiones. Es en esta fase cuando el conocimiento deja de ser información aislada y se vuelve utilizable de verdad.

Desde el punto de vista emocional, el sueño REM desempeña un papel fundamental en la regulación del estado de ánimo y la gestión del estrés. Durante esta fase se reactivan recuerdos con carga emocional, pero en un entorno neuroquímico muy específico; los niveles de noradrenalina, una de las principales hormonas del estrés, se reducen al mínimo. Esto permite al cerebro reprocesar experiencias difíciles sin reactivar la respuesta de alarma. En la práctica, se trata de un mecanismo de desensibilización emocional que reduce la intensidad de los recuerdos traumáticos y favorece la estabilidad psicológica.

Este proceso explica por qué el sueño REM actúa como una auténtica terapia nocturna. Cuando esta fase es adecuada, las personas muestran una mayor resiliencia emocional, un mejor control de los impulsos y una respuesta más equilibrada ante situaciones estresantes. Cuando el sueño REM se reduce o se fragmenta, ocurre lo contrario; aumentan la reactividad emocional, la irritabilidad y la dificultad para gestionar la presión psicológica o los conflictos cotidianos.

El sueño REM también es clave para la salud mental a largo plazo. Alteraciones persistentes en esta fase se han asociado con un mayor riesgo de ansiedad, depresión y trastornos del estado de ánimo. No es casualidad que muchas sustancias que interfieren con el sueño REM, como el alcohol o ciertos fármacos, empeoren el bienestar emocional a medio y largo plazo, a pesar de que puedan facilitar el inicio del sueño.

Desde una perspectiva cognitiva, la falta de sueño REM deteriora la atención, la memoria de trabajo y la capacidad de concentración. Muchas personas creen que si duermen suficientes horas en total están protegidas; sin embargo, si ese sueño está fragmentado o empobrecido en REM, la sensación de niebla mental y bajo rendimiento persiste. El cerebro ha dormido, pero no ha terminado de procesar la información ni de reorganizar sus circuitos.

Con el envejecimiento, el tiempo total de sueño REM tiende a reducirse, y este fenómeno se acelera aún más con el estrés crónico, los horarios irregulares y la privación de sueño. Proteger esta fase es esencial para preservar la función cognitiva, la estabilidad emocional y la salud cerebral a largo plazo.

En conjunto, el sueño REM y el sueño profundo no compiten entre sí, se complementan. Uno repara el cuerpo y limpia el cerebro; el otro organiza la mente y regula las emociones. Dormir bien no significa solo dormir muchas horas, sino permitir que ambas fases ocurran de forma suficiente y equilibrada.

Un aspecto clave que suele pasarse por alto es que la distribución de estas fases cambia a lo largo de la noche. En la primera mitad del sueño predomina el sueño profundo, mientras que en la segunda mitad aumenta el tiempo en sueño REM. Esto tiene implicaciones prácticas muy importantes. Acostarte tarde y levantarte temprano no solo reduce el total de horas dormidas, sino que recorta de forma selectiva el sueño REM. Por el contrario, acostarte muy tarde, aunque duermas más horas, puede preservar el REM, pero sacrifica el sueño profundo.

Ritmo circadiano: el reloj maestro

Otro elemento absolutamente central del sueño es el ritmo circadiano, el sistema de sincronización biológica que nos conecta con el entorno y, en concreto, con el ciclo natural de luz y oscuridad del planeta.

Durante casi toda nuestra historia como especie, la única señal fiable para percibir el paso del tiempo fue la luz solar. Al amanecer, la luz rica en longitudes de onda azules incide sobre células especializadas de la retina que no participan en la visión, pero sí en la regulación del tiempo biológico. Estas células envían una señal directa al núcleo supraquiasmático del cerebro, el director de orquesta del ritmo circadiano, para indicar que el día ha comenzado. Como respuesta, se suprime de forma abrupta la liberación de melatonina y se incrementa poco a poco la liberación de cortisol, la hormona que nos activa, moviliza energía, aumenta la atención y prepara el cuerpo para la acción. Este pico matutino de cortisol no es negativo; es una adaptación esencial para despertarnos, pensar con claridad y responder al entorno. En este contexto, elevar el cortisol es algo fisiológicamente saludable.

A lo largo del día, la exposición continuada a la luz solar mantiene este estado de alerta y refuerza la sincronización del reloj interno. Pero al caer la tarde, la luz pierde progresivamente su componente azul y se vuelve más cálida. El cerebro interpreta esta señal como el inicio del final del día y comienza a reducir el estado de activación. La melatonina empieza a liberarse de forma gradual, la temperatura corporal desciende y el organismo entra en modo preparación para el descanso.

Todo esto cambió hace menos de doscientos años con la llegada de la electricidad. Por primera vez, interrumpimos el diálogo ancestral entre la luz y el cerebro. Pasamos las mañanas en interiores con iluminación artificial débil, insuficiente para activar correctamente el sistema circadiano, y las noches expuestos a pantallas y luces artificiales ricas en luz azul, justo la señal que el cerebro interpreta como: «Es de día».

El resultado es un reloj biológico confundido. Tenemos el cortisol elevado cuando deberíamos relajarnos, la melatonina suprimida cuando deberíamos dormir y una arquitectura del sueño fragmentada y poco eficiente.

¿Qué medimos en el sueño?

Existen cuatro dimensiones fundamentales que nos permiten evaluar nuestro sueño y que constituyen la base de cualquier estrategia realista para mejorarlo.

Cantidad

Es el factor más evidente. Dormir pocas horas de forma crónica produce cansancio y un déficit acumulativo en los procesos de reparación. En adultos, la evidencia es consistente: la mayoría de las personas necesitan entre siete y nueve horas de sueño por noche para mantener un funcionamiento cognitivo, metabólico y cardiovascular óptimo. Dormir menos de seis horas de forma habitual se asocia con una mayor resistencia a la insulina, el aumento del apetito, el deterioro cognitivo, la inflamación crónica y una mayor mortalidad por todas las causas. El cuerpo puede tolerar episodios puntuales de privación, pero no está diseñado para funcionar en déficit constante.

Calidad

Hace referencia a cómo se distribuyen esas horas entre las distintas fases del sueño y a la continuidad del descanso. Un sueño de buena calidad permite atravesar varios ciclos completos, con suficiente sueño profundo en la primera mitad de la noche y suficiente sueño REM en la segunda. Cuando el sueño está fragmentado o determinadas fases se reducen de forma desproporcionada, el descanso pierde gran parte de su valor biológico. El alcohol, el estrés, las cenas tardías, la apnea del sueño y la exposición nocturna a las pantallas son causas frecuentes de un sueño de mala calidad, incluso en personas que pasan muchas horas en la cama.

Regularidad

El cerebro humano funciona con patrones. Cuando los horarios de sueño son estables, el sistema circadiano aprende a anticipar cuándo debe activarse la somnolencia y cuándo debe iniciar los procesos de reparación. Acostarse y levantarse a horas muy distintas cada día impide esa anticipación y genera una desincronización interna similar a vivir en un jet lag permanente. Dormir ocho horas con horarios caóticos suele ser menos reparador que dormir siete horas con horarios constantes.

Timing

El momento en el que dormimos determina hasta qué punto el sueño está alineado con nuestra biología evolutiva. El cuerpo humano está diseñado para dormir durante la noche, cuando la oscuridad permite la liberación de melatonina y la temperatura corporal desciende. Dormir a horas tardías, incluso manteniendo la duración total, reduce de forma selectiva el sueño profundo y altera la arquitectura del descanso.

Aquí aparece un matiz clave: no todas las personas tienen el mismo reloj interno. Existe una base genética clara que determina si una persona tiene una tendencia más diurna o más nocturna, los llamados cronotipos. Nuestra sociedad suele premiar el madrugar y castigar la nocturnidad, asociándola por error con la falta de disciplina. Sin embargo, esta programación es en gran parte genética. Forzar de manera crónica a un cronotipo nocturno a vivir como uno diurno, o viceversa, genera un conflicto constante entre el entorno y la biología interna, lo que tiene un impacto negativo no solo sobre el sueño, sino también sobre el rendimiento físico y mental y la salud a largo plazo.

¿Crees que duermes bien?

Muchas personas creen que duermen bien simplemente porque pasan ocho o nueve horas en la cama. Pero, como hemos visto, dormir es mucho más que eso. La percepción subjetiva del descanso sigue siendo importante: si te despiertas con energía, te levantas con facilidad, tienes buen estado de ánimo y mantienes claridad mental durante el día, difícilmente podríamos decir que existe un problema de sueño. El problema es que esta no es la realidad del 95 % de las personas.

Como en casi todo lo relacionado con la salud, la medición es clave. Y medir el sueño no consiste solo en contar horas, sino en identificar patrones: cuánto duermes de media, cuántas veces te despiertas por la noche sin recordarlo, cuánto tiempo pasas en sueño profundo o REM y cómo responde tu descanso a los cambios en los horarios, al ejercicio, al alcohol o al estrés. Estos datos permiten tomar decisiones informadas, en lugar de actuar a ciegas.

En los últimos años han aparecido múltiples dispositivos capaces de estimar parámetros de sueño de forma no invasiva. Ninguno es perfecto, pero bien utilizados aportan un valor enorme para el seguimiento y la optimización. Estos dispositivos no miden directamente las fases del sueño mediante un electroencefalograma, sino que las infieren a partir de señales fisiológicas como la frecuencia cardiaca, la variabilidad de la frecuencia cardiaca, el movimiento, la respiración o la temperatura corporal. Aunque no alcanzan la precisión de un estudio médico del sueño, tienen una ventaja decisiva: puedes utilizarlos todas las noches. Y eso hace que los datos obtenidos sean, en la práctica, más representativos de tu realidad cotidiana que dormir una noche en un laboratorio, conectado a cables y sensores.

Medir el sueño es útil, pero también tiene un riesgo. La obsesión por los datos puede generar ansiedad y empeorar el descanso. Este fenómeno, conocido como ortosomnia, aparece cuando la persona se preocupa más por los números que por cómo se siente. Los datos deben utilizarse como una herramienta para tomar mejores decisiones, no como una fuente de estrés. Si revisar las métricas a diario te genera ansiedad o te impide dormir, deshazte de tu dispositivo cuanto antes.

A continuación menciono algunos de los dispositivos que recomiendo con más frecuencia en consulta.

Oura Ring

Su principal fortaleza es la comodidad. Al ser un anillo, se tolera muy bien durante la noche y permite un seguimiento continuo sin interferir con el descanso. Proporciona datos sobre la duración del sueño, la fragmentación, la estimación de fases, la frecuencia cardiaca nocturna, la variabilidad de la frecuencia cardiaca y la temperatura corporal. Es especialmente útil para detectar los cambios sutiles asociados a estrés, enfermedad o sobreentrenamiento.

WHOOP

Está más orientado a la recuperación y la carga fisiológica. Integra el sueño dentro de un marco más amplio de estrés, entrenamiento y rendimiento. Ofrece métricas detalladas de duración y regularidad del sueño, junto con indicadores de recuperación basados en la variabilidad de la frecuencia cardiaca. Es especialmente interesante en personas muy activas o deportistas, ya que conecta de forma directa el descanso con el rendimiento físico.

Eight Sleep

Va un paso más allá al combinar monitorización con intervención. Su sistema mide la frecuencia cardiaca, la respiración y el movimiento a través del colchón y permite regular de forma dinámica la temperatura de la cama durante la noche. Esto es especialmente relevante porque la temperatura corporal es un regulador clave del sueño profundo. En personas con problemas de termorregulación o despertares nocturnos, puede marcar una diferencia significativa.

Higiene del sueño

En la práctica clínica, alrededor del 80 % de los problemas de sueño se resuelven sin fármacos ni intervenciones complejas; tan solo es necesario corregir los hábitos básicos que interfieren con la biología del descanso. A este conjunto de hábitos lo llamamos higiene del sueño. En ella se incluyen los comportamientos, las señales ambientales y las rutinas que indican al cerebro cuándo debe estar alerta y cuándo debe iniciar el proceso de descanso. Cuando estas señales son coherentes y se repiten en el tiempo, el sueño aparece de forma natural. Cuando son caóticas o contradictorias, el insomnio, el sueño fragmentado y el cansancio crónico se vuelven casi inevitables.

Estas son las recomendaciones más importantes por su simplicidad y el impacto que generan:

- **Dormir y despertarse a la misma hora.** El cerebro aprende a anticipar el sueño y el despertar. Los cambios constantes de horario generan una desincronización interna que empeora tanto la conciliación como la calidad del descanso, incluso cuando se duermen suficientes horas.
- **Luz matinal.** Es la señal más potente para anclar el ritmo circadiano. Aumenta el cortisol de forma fisiológica, mejora la alerta durante el día y facilita la liberación de melatonina por la noche. Idealmente debe recibirse en la primera hora tras despertarse y al aire libre, incluso en días nublados.
- **Evitar la luz nocturna.** Sobre todo la rica en espectro azul, ya que retrasa el reloj interno y suprime la melatonina. En los últimos años se han puesto de modas las gafas bloqueadoras de luz azul, que pueden ayudarte a evitar la supresión de melatonina sin preocuparte por la cantidad de luz ambiental.
- **Cenas abundantes.** Cenar tarde o en exceso fragmenta el sueño y reduce el sueño profundo. Lo ideal es dejar al menos dos o tres horas entre la última comida y el momento de dormir.

- **Temperatura ambiental.** Una habitación demasiado caliente dificulta la entrada en sueño profundo. Una temperatura ambiente entre 17 y 19 °C favorece un descanso continuo y reparador.
- **Cafeína.** Debemos evitarla ocho horas antes de la hora de dormir. Consumirla por la tarde o noche reduce la presión de sueño y fragmenta el descanso, incluso en personas que creen no ser sensibles.
- **Alcohol.** Merece una mención especial. Aunque puede inducir somnolencia, deteriora de forma significativa el sueño profundo y el REM. El resultado es un sueño superficial, fragmentado y con peor recuperación física y cognitiva.
- **Ambiente.** Mantener el dormitorio oscuro y silencioso siempre facilita el descanso. Pequeñas fuentes de luz o ruido pueden fragmentar el sueño sin que la persona sea consciente de ello, reduciendo su calidad global.
- **Desconexión.** Unas rutinas simples y repetidas antes de dormir ayudan al cerebro a entender que el día termina. No deben ser complejas ni rígidas, pero sí coherentes. Leer, una ducha caliente, una sesión de sauna, meditar o simplemente bajar el ritmo de actividad cumplen esta función.
- **Ejercicio.** Tiene una doble cara. Cuando se realiza con al menos seis horas de margen antes de dormir, mejora de forma clara el sueño. Cuando se hace demasiado tarde, puede empeorarlo. Evitar el ejercicio intenso al menos cuatro horas, e idealmente seis, antes de acostarse es una buena regla general.
- **Siestas.** Si se realizan, deben ser cortas y temprano en el día para no interferir con el descanso nocturno.

SUPLEMENTOS

Una vez que la higiene del sueño está correctamente implementada, los suplementos pueden convertirse en una herramienta útil para optimizar aspectos concretos del descanso. Es importante dejar esto claro desde el inicio: ningún suplemento compensa los horarios caóticos, la mala gestión de la luz o una privación crónica de sueño. Funcionan como moduladores, no como soluciones mágicas. Su papel es ayudar a ajustar los últimos detalles del descanso y la recuperación.

La pregunta correcta no es «qué suplemento me hace dormir», sino «qué parte de mi sueño necesito mejorar». La dificultad para conciliar el sueño, la ansiedad nocturna, los despertares frecuentes, la falta de profundidad, el estrés elevado o la sensación de no haber descansado son problemas distintos y no responden a la misma intervención. He seleccionado los siguientes suplementos porque cuentan con buena evidencia y una experiencia clínica consistente. Aun así, su uso debería estar siempre supervisado por un profesional con criterio médico.

Melatonina

La melatonina no es un sedante, sino una hormona que informa al cerebro de que es de noche. Su función principal es sincronizar el ritmo circadiano, no inducir el sueño de forma directa. Resulta especialmente útil en situaciones de desfase horario, trabajo a turnos, horarios irregulares o exposición excesiva a la luz artificial por la noche. En la práctica, las dosis bajas suelen ser más efectivas que las dosis altas. Su principal utilidad es reajustar el reloj biológico y facilitar la adaptación a los nuevos horarios o a los cambios de zona horaria.

L-teanina

Es un aminoácido presente en el té verde que favorece un estado de calma sin provocar sedación. Reduce la activación del sistema nervioso simpático y facilita la transición hacia el sueño, en especial en personas con mente hiperactiva o rumiación nocturna. No induce somnolencia directa, pero mejora la calidad del descanso al disminuir la hiperactivación mental previa.

Apigenina

La apigenina es un flavonoide presente en plantas como la manzanilla. Actúa modulando receptores relacionados con la relajación y puede mejorar la facilidad para conciliar el sueño. Su efecto es suave pero consistente, y resulta muy útil en personas que tienen dificultad para «desconectar» al final del día.

Ashwagandha

La ashwagandha es una planta adaptógena con evidencia sólida en la reducción del estrés y del cortisol. No actúa directamente como hipnótico, sino sobre uno de los principales enemigos del sueño, la activación crónica por estrés. Puede mejorar tanto la conciliación como la continuidad del sueño en personas con estrés elevado, fatiga crónica o sensación persistente de hiperalerta.

Glicina

La glicina es un aminoácido con un papel interesante en la regulación de la temperatura corporal y en la calidad del sueño profundo. Puede facilitar el inicio del sueño y mejorar la sensación subjetiva de descanso al despertar. Su perfil de seguridad es alto y su efecto suele ser sutil, pero acumulativo con el uso continuado.

GABA

El GABA es el principal neurotransmisor inhibidor del sistema nervioso. Su función es reducir la excitabilidad neuronal, ya que actúa como un «freno» del cerebro. Por ello se asocia con la relajación, la reducción de la ansiedad y la preparación del organismo para el sueño. Su eficacia puede variar entre individuos, pero en algunos casos resulta útil como apoyo puntual.

Farmacología del sueño

La medicina moderna dispone de muchas herramientas farmacológicas para ayudar a dormir. El problema es que la mayoría de los fármacos para el sueño aumentan la cantidad de horas dormidas, pero no siempre mejoran la calidad biológica del descanso. Dormir más no es lo mismo que dormir mejor.

Desde la medicina de la longevidad, el objetivo no es demonizar estos fármacos. Existen situaciones en las que son útiles e incluso necesarios, y también pacientes en los que un uso puntual y bien controlado evita un daño mayor. El problema aparece con el uso crónico, el aumento progresivo de la dosis y la costumbre de convertirlos en una muleta permanente sin abordar la causa real del insomnio. Por eso, mi objetivo con casi todos mis pacientes es retirar poco a poco la medicación para dormir. Con las estrategias que hemos visto hasta ahora, lo conseguimos en aproximadamente el 95 % de los casos. En el pequeño porcentaje restante, cuando no es posible prescindir del fármaco, no hay ninguna duda: es infinitamente mejor utilizar el medicamento adecuado que sacrificar de forma crónica el descanso nocturno.

El insomnio tiene una dinámica especialmente cruel. Cuando no duermes, el cerebro entra en modo amenaza; aumentan la ansiedad, la rumiación, la hipervigilancia y la anticipación negativa de la noche siguiente. Cuando una pastilla «soluciona» el problema, el cerebro aprende rápido una asociación peligrosa: sin pastilla no duermo, con pastilla sí. A esto se suma que muchos hipnóticos generan la adaptación del sistema nervioso. Con el tiempo pierden efecto, requieren dosis mayores y, al intentar retirarlos bruscamente, aparecen el insomnio de rebote, la ansiedad, la irritabilidad y, en algunos casos, unos síntomas de abstinencia relevantes.

Uno de los errores más comunes es el carrusel de fármacos. Muchas personas intentan «engañar» al cerebro rotando las sustancias: una noche, un hipnótico; otra, un antihistamínico; la siguiente, alcohol; la última, suplementos. La intención es evitar dependencia. El resultado suele ser justo el contrario, porque el cerebro aprende que solo puede dormir con ayuda externa y el sueño se vuelve impredecible, transformándose en una fuente constante de ansiedad.

La estrategia correcta, cuando una persona ya está medicada, no es improvisar, sino estabilizar: la misma sustancia, la misma dosis y a la misma hora durante un periodo suficiente para que el sueño deje de ser caótico. Solo desde esa estabilidad se puede reducir la medicación de forma segura.

Benzodiacepinas (lorazepam, diazepam, clonazepam, alprazolam)

Son probablemente los fármacos más prescritos y, paradójicamente, los que menos deberían utilizarse para el insomnio. Generan tolerancia y dependencia y alteran de forma significativa la arquitectura del sueño. Se asocian con la somnolencia diurna, las caídas en personas mayores, el deterioro de la memoria y las retiradas complejas. Siempre que sea posible, deben evitarse.

Fármacos Z (zolpidem, zopiclona, eszopiclona)

Se prescriben con frecuencia porque se perciben como más «limpios» que las benzodiacepinas, pero también generan tolerancia y dependencia en una proporción relevante de usuarios. No es raro observar amnesia o conductas nocturnas extrañas, sobre todo a dosis altas o en combinación con el alcohol.

Antagonistas de la orexina (daridorexant)

Representan la generación más moderna de fármacos para el sueño y, hasta ahora, el mejor perfil de seguridad. Actúan reduciendo la señal de vigilia a través del sistema de orexinas, sin inducir sedación artificial. No generan dependencia ni tolerancia física y, a las dosis adecuadas, preservan la arquitectura del sueño sin somnolencia diurna. En los casos en los que el uso de un fármaco es realmente necesario, son la opción que utilizo de forma preferente.

TERAPIA COGNITIVO-CONDUCTUAL PARA EL INSOMNIO

Cuando una persona lleva años durmiendo mal, el cerebro aprende a asociar la cama con frustración, alerta y miedo a no dormir. En ese punto, el problema ya no es solo fisiológico, sino aprendido. Dormir deja de ser un acto automático y se convierte en una lucha. La terapia cognitivo-conductual para el insomnio es la herramienta más eficaz que tenemos para deshacer esa asociación y reconstruir una relación sana con el sueño.

Puede parecer contradictorio, e incluso incómodo al principio, pero a veces la única forma de construir algo que funcione es desmontar por completo el patrón previo. El objetivo de esta terapia es reentrenar el cerebro para dormir; se concentra inicialmente el sueño en menos tiempo y se obliga a aumentar su eficiencia.

Pensemos en un caso muy común, el de una persona que se acuesta a las once de la noche y se duerme con facilidad, pero se despierta de forma sistemática a las tres de la madrugada. A partir de ahí, pasa el rato despierta en la cama, preocupada, hasta que logra dormirse una hora más antes de levantarse a las seis. Ha pasado siete horas en la cama, pero solo ha dormido cinco. Este patrón refuerza cada noche la idea de que la cama es un lugar de vigilia y frustración.

La solución no es pasar más tiempo en la cama, sino justo lo contrario. Estos son los pasos básicos del proceso:

1. **Fijar una hora de despertar constante.** La hora de despertar se convierte en el ancla del sistema. Debe ser siempre la misma, incluidos los fines de semana. Aunque se haya dormido mal, no

se negocia. Esta regularidad permite que el reloj biológico empiece a reorganizarse.

2. **Eliminar las siestas.** Durante el día habrá cansancio, y es normal. Pero las siestas reducen la presión de sueño nocturna y perpetúan el problema. El objetivo es concentrar todo el sueño durante la noche.

3. **Reducir el tiempo total en la cama.** Si una persona duerme de media cinco horas, no debe pasar siete en la cama. Se permite estar en la cama solo el tiempo que realmente se duerme, más un pequeño margen. En este caso, unas cinco horas y media. No es un castigo, es una forma de eliminar la vigilia frustrada.

4. **Ajustar la hora de acostarse.** Si la hora fija de despertar es a las seis y el tiempo permitido en la cama es de cinco horas y media, no debe acostarse antes de las doce y media de la noche. Aunque tenga sueño antes, debe esperar. Este paso aumenta la presión de sueño y reduce los despertares nocturnos prolongados.

5. **Mantener el plan sin modificarlo.** Las primeras noches pueden ser difíciles. Es frecuente que durante varios días el sueño no mejore o incluso empeore. Esto no significa que el método falle. El error más común es cambiar la estrategia tras una mala noche. Este proceso requiere al menos de diez a catorce días de consistencia.

6. **Consolidación del sueño.** Tras una o dos semanas, muchas personas duermen menos horas en total, pero el sueño es más continuo. Se despiertan menos veces, pasan menos tiempo despiertas en la cama y la ansiedad nocturna disminuye. El tiempo en la cama empieza a coincidir con el tiempo real de sueño.

7. **Ampliación progresiva.** Una vez que el sueño está consolidado, se aumenta el tiempo en la cama de forma gradual, en incrementos de unos treinta minutos y sin cambiar la hora de despertar. Cada ajuste debe mantenerse una o dos semanas antes de volver a ampliar el tiempo en la cama. Si reaparecen despertares prolongados, es señal de que el cerebro aún no está preparado y conviene volver al paso anterior.

La terapia cognitivo-conductual no es rápida ni cómoda. Exige disciplina, paciencia y atravesar un periodo de incomodidad. Pero cuando el insomnio es persistente y nada más ha funcionado, es el abordaje más eficaz que tenemos. El esfuerzo es temporal, mientras que el coste de dormir mal durante años es permanente y mucho más alto.

¿Para qué vivir más si no vas a disfrutarlo? El estrés y la salud mental

Durante millones de años, el estrés ha sido uno de los mecanismos de supervivencia más sofisticados del ser humano. Lejos de ser negativo, se trata de una respuesta biológica brillante, afinada por la evolución para mantenernos con vida en situaciones extremas. Ante una amenaza real, el cerebro activa en segundos un programa de emergencia cuyo único objetivo es sobrevivir. Se liberan cortisol y adrenalina, el sistema nervioso simpático toma el control y el organismo entra en lo que podríamos llamar «modo superhéroe». El corazón late más rápido, la presión arterial aumenta, los músculos reciben más sangre, se libera glucosa al torrente sanguíneo y los sentidos se agudizan. El dolor se atenúa, la atención se vuelve más precisa y el sistema inmunológico se activa para anticipar posibles infecciones. Todo está orientado a luchar o huir. Este sistema estaba diseñado para activarse durante minutos y apagarse una vez superada la amenaza. El problema es que la respuesta al estrés no ha tenido tiempo de adaptarse al mundo moderno. Hoy no huimos de depredadores, pero nuestro cerebro sigue utilizando exactamente los mismos circuitos de alarma.

Las amenazas actuales rara vez ponen en peligro nuestra vida de forma inmediata. Un correo urgente, una reunión tensa, problemas económicos, conflictos personales, el tráfico, las noticias o la presión constante por rendir más, todos activan el mismo sistema de alerta. El cuerpo no distingue entre un tigre y una bandeja de entrada saturada: para el cerebro, ambas son señales de amenaza. El resultado es un sistema de alarma permanentemente encendido. Lo

214   ENVEJECER ES OPCIONAL

que debería activarse durante unos minutos, permanece activo durante días, semanas o meses. El organismo entra en un estado de esfuerzo continuo, como si se estuviera preparando para una batalla que nunca llega. El cortisol deja de ser una herramienta útil y se convierte en un factor de desgaste.

El corazón, sometido a una activación crónica, sufre por la elevación sostenida de la presión arterial y el daño vascular. La liberación constante de glucosa favorece la resistencia a la insulina y la acumulación de grasa visceral. Los músculos permanecen en tensión y se enlentece la recuperación. El sistema inmunológico pierde precisión y pasa de proteger a inflamar. Y el cerebro, inicialmente más rápido y enfocado, empieza a pagar el precio: peor memoria, peor regulación emocional y peor toma de decisiones.

El estrés, la ansiedad y la preocupación no son solo pensamientos ni emociones inofensivas. Cada vez que te sientes estresado, se activa una respuesta fisiológica compleja que involucra hormonas, neurotransmisores y señales inflamatorias que alcanzan prácticamente a todos los órganos. Tus pensamientos tienen un impacto directo y medible sobre tu biología.

EL SISTEMA NERVIOSO AUTÓNOMO

No podemos hablar de estrés sin prestar atención al sistema nervioso autónomo. Es el encargado de regular las funciones de tu cuerpo sin que tengamos que pensar en ellas: la frecuencia cardiaca, la respiración, la digestión, la presión arterial, la respuesta inmune, la temperatura corporal y la liberación hormonal. Funciona de forma automática, pero es dinámico y profundamente sensible al entorno, a nuestros pensamientos y a nuestros hábitos. Tiene dos grandes ramas que no son enemigas, sino complementarias: el sistema nervioso simpático y el parasimpático.

El sistema nervioso simpático es el sistema de activación. Se enciende cuando necesitamos energía, atención y rapidez. Aumenta la frecuencia cardiaca, eleva la presión arterial, moviliza glucosa y reduce el flujo sanguíneo a órganos no prioritarios. Domina cuando estamos bajo presión, prisa o amenaza.

El sistema nervioso parasimpático es el sistema de la calma y la reparación. Reduce la frecuencia cardiaca, favorece la digestión, promueve la absorción de nutrientes y facilita el descanso, la regeneración tisular y la estabilidad emocional. Es el sistema que debería predominar cuando comemos, dormimos, descansamos y nos sentimos seguros.

En un organismo sano, ambos sistemas se alternan de forma flexible. Activación cuando hace falta. Recuperación cuando el estímulo desaparece. No podemos decidir de forma consciente en qué modo estar, pero sí podemos influir en este equilibrio si utilizamos la fisiología a nuestro favor.

El gran protagonista del sistema parasimpático es el nervio vago. Es el nervio craneal más largo y conecta directamente el cerebro con el corazón, los pulmones, el intestino y otros órganos clave. A través de él, el cuerpo informa de su estado al cerebro, que a su vez modula la respuesta al estrés. Cuando la actividad del nervio vago aumenta, el organismo interpreta que el entorno es seguro y puede dedicar recursos a mantenimiento y reparación. La activación del nervio vago reduce la frecuencia cardiaca, disminuye el cortisol, modula la inflamación y favorece un metabolismo más eficiente.

No es casualidad que una buena función vagal se asocie con una mejor salud cardiovascular, digestiva y emocional, así como con una mayor capacidad de recuperación. Es uno de los interruptores biológicos más potentes para salir del modo supervivencia.

Estrés crónico

Me gustaría aprovechar estas líneas para repasar las consecuencias del estrés crónico. Cuando el sistema simpático permanece activado de forma persistente, se produce una cascada crónica de adrenalina, noradrenalina y cortisol que afecta a todos los sistemas vitales. Veámoslo por partes.

Sistema cardiovascular

La activación sostenida eleva la frecuencia cardiaca y la presión arterial, reduce la producción de óxido nítrico y favorece la inflamación vascular. El cortisol induce un estado procoagulante, lo que aumenta el riesgo de aterosclerosis, infartos y eventos cardiovasculares.

Metabolismo

El cortisol mantiene la glucosa elevada para una acción que nunca ocurre. El páncreas se ve obligado a producir más insulina, lo que favorece la resistencia a la insulina y la acumulación de grasa visceral. Además, el estrés deteriora el control de los impulsos y aumenta el deseo por alimentos hipercalóricos. Una mala gestión del estrés es una de las causas más frecuentes de sobrepeso y disfunción metabólica.

Cerebro

El exceso de cortisol daña la conectividad del hipocampo y la corteza prefrontal, lo que afecta a la memoria, la concentración y la regulación emocional. Reduce el sueño profundo y aumenta la fragmentación nocturna, creando así un círculo vicioso de fatiga, inflamación y deterioro cognitivo.

Sistema inmune

A corto plazo, el estrés prepara al organismo para defenderse, pero, a largo plazo, confunde al sistema inmune. Aumenta el riesgo de infecciones, reactivaciones virales e inflamación crónica de bajo grado. En personas predispuestas, puede actuar como detonante o amplificador de las enfermedades autoinmunes.

Envejecimiento

El estrés crónico activa prácticamente todos los mecanismos conocidos del envejecimiento: inflamación, disfunción mitocondrial, estrés oxidativo, daño del ADN, pérdida de estabilidad epigenética, alteración de la proteostasis y aumento de senescencia celular. Estar estresado es envejecer más rápido. Y envejecer más rápido es aumentar el riesgo de enfermedades graves.

Por eso no resulta descabellado pensar que un conflicto emocional profundo y sostenido pueda convertirse, con el tiempo, en el terreno biológico donde se origina una enfermedad grave como un cáncer.

Cómo saber mi nivel de estrés

El principal medidor del estrés es, evidentemente, cómo nos sentimos. Todos hemos experimentado la sensación de estar estresados, ansiosos o preocupados, y la mayoría somos capaces de identificar cuándo una situación empieza a sobrepasarnos. Sin embargo, la tolerancia individual al estrés es muy variable. Hay personas capaces de vivir en entornos muy exigentes sin un impacto aparente en su salud, mientras que otras, ante estímulos mucho más leves, desarrollan alteraciones importantes. Por tanto, evaluar de forma objetiva el impacto del estrés en el cuerpo puede aportar una información muy valiosa.

El estrés no siempre se manifiesta como ansiedad evidente. Muchas personas viven durante años en un estado de activación constante sin percibirlo como algo anormal. Se acostumbran a despertarse cansadas, a depender de la cafeína para arrancar, a tener la mente acelerada por la noche o a sentir que nunca terminan de desconectar. Lo interpretan como normalidad o incluso como una virtud asociada al alto rendimiento. El organismo se adapta a funcionar en ese estado, pero esa adaptación tiene un coste biológico.

Al igual que no evaluamos el riesgo cardiovascular solo por las sensaciones, el estrés tampoco puede analizarse únicamente desde lo subjetivo. Necesitamos señales fisiológicas que nos indiquen cómo está funcionando realmente el sistema nervioso y cómo está afectando al resto del organismo. Cuando el estrés predomina, el sistema nervioso autónomo modifica el balance favoreciendo al simpático, elevando la frecuencia cardiaca y la presión arterial, disminuyendo la variabilidad de la frecuencia cardiaca, aumentando los niveles de glucosa circulante, fragmentando los ciclos de sueño y reduciendo el sueño profundo. Muchas de estas métricas las tenemos ya bajo control en nuestro esfuerzo por mejorar los otros pilares de la longevidad, así que los mismos dispositivos que nos ayudan a controlar el sueño o los niveles de glucosa nos pueden ayudar a evaluar el estrés.

Una de las experiencias más reveladoras que he tenido sobre mi propia respuesta al estrés fue al utilizar un monitor continuo de glucosa, durante un periodo especialmente intenso de trabajo, que pensaba que estaba controlado a la perfección. En condiciones normales, mis niveles medios de glucosa suelen moverse entre 70 y 90. Sin embargo, durante esas semanas, sin haber cambiado mi alimentación ni mi nivel de actividad física, mis valores medios se mantenían de forma persistente entre 110 y 120. Era el reflejo directo de una respuesta de estrés sostenida que estaba liberando glucosa de forma constante al torrente sanguíneo. En los siguientes días dupliqué mis protocolos destinados a controlar el estrés y mis niveles de glucosa volvieron a la normalidad.

Entre los biomarcadores disponibles, uno destaca por su capacidad para reflejar el estado real del sistema nervioso autónomo casi en tiempo real, la variabilidad de la frecuencia cardiaca (VFC). A diferencia de lo que suele creerse, un corazón sano no late como un metrónomo. Si una persona tiene una media de 60 latidos por minuto, no significa que exista exactamente un segundo entre cada latido. Esa variación entre latido y latido es la VFC, y aunque parezca contraintuitivo, cuanto mayor es, mejor. Una VFC elevada indica predominio parasimpático y buen control vagal. Una VFC baja sugiere dominio simpático persistente y un estado de alerta sostenido. Otro marcador sencillo y útil es la frecuencia cardiaca en reposo (FCR). Cuando el nervio vago está en control, el corazón late más lento; cuando domina el simpático, lo hace más rápido. El mejor momento para medirla es justo al despertar.

Ambos marcadores tienen un matiz importante: su valor absoluto depende en gran medida de la capacidad cardiorrespiratoria. Un deportista de élite puede tener una FCR habitual de 40, mientras que una persona sedentaria puede estar en 70. Por tanto, para evaluar el estrés no debemos fijarnos en el número aislado, sino en cuánto se desvía respecto a nuestro nivel basal. Esto requiere al menos un par de semanas de datos para establecer un punto de referencia. Así, dos personas con la misma FCR pueden estar en estados de estrés completamente distintos. Un ciclista cuya FCR habitual es 40 estará muy estresado si sube a 55, mientras que una persona sedentaria con una FCR basal de 70 puede encontrarse en un estado de bajo estrés estando en 55.

¿CÓMO MEJORAR MI RESPUESTA AL ESTRÉS?

El estrés forma parte inevitable de la vida. No es realista ni deseable aspirar a eliminarlo por completo. Siempre existirán situaciones que nos exijan, nos preocupen o nos saquen de la zona de confort: trabajo, relaciones, decisiones importantes, pérdidas o imprevistos.

Una vida sin estrés sería una vida sin retos y, por lo tanto, sin crecimiento.

Dos personas pueden enfrentarse al mismo evento. Ambas activan inicialmente la misma respuesta fisiológica: pulso acelerado, incomodidad, tensión. Pero una de ellas, tras el evento, analiza lo ocurrido, extrae una conclusión y da el tema por cerrado. La otra revive la escena una y otra vez, la comparte, anticipa las consecuencias y reactiva de forma repetida la misma respuesta de alerta. El daño real no lo produce el evento, sino la forma en que se mantiene activo en el sistema nervioso.

No soy un especialista en salud mental ni pretendo serlo. Mi objetivo en este capítulo es ofrecerte herramientas simples, con base fisiológica y científica, que te ayuden a evitar que el estrés inevitable de la vida moderna se convierta en un factor de daño crónico para tu cuerpo y tu longevidad.

Conexiones humanas profundas y significativas

La principal ventaja evolutiva de la humanidad no fue la inteligencia, ni la fuerza física, ni siquiera los pulgares oponibles. Fue nuestra capacidad para crear vínculos sociales y cooperar con un objetivo común. Nunca fuimos la especie más grande ni la más rápida, pero la colaboración nos otorgó una ventaja sin precedentes. Gracias a ella pudimos cazar presas mucho mayores que nosotros, defendernos de depredadores y dividir tareas según las habilidades: unos cazaban, otros cuidaban a los niños, los demás vigilaban o cultivaban. Sin esa cooperación, ninguno de nosotros estaría aquí hoy.

Esa historia evolutiva sigue escrita en nuestra biología. Cuando nos sentimos conectados, escuchados y acompañados, el sistema nervioso parasimpático se activa de forma natural. Disminuye la producción de cortisol, baja la frecuencia cardiaca, mejora la variabilidad de la frecuencia cardiaca y el cuerpo entra en un estado fisiológico de seguridad. Puedes optimizar tu nutrición, entrenar fuerza varias veces por semana, dormir ocho horas y tener biomarcadores impecables, pero, si vives en aislamiento emocional, sin relaciones profundas y estables, estás comprometiendo seriamente tu salud a largo plazo. La evidencia es clara: la soledad crónica se asocia con un mayor riesgo de enfermedad cardiovascular, ictus, deterioro cognitivo, depresión, demencia y mortalidad por todas las causas.

En grandes estudios poblacionales, el impacto de la soledad sostenida sobre el riesgo de morir es comparable al de fumar un paquete de cigarrillos al día o al de la obesidad severa. Las personas con vínculos sociales sólidos no solo viven más años, sino que llegan a edades avanzadas con mejor función cognitiva, menor discapacidad y mayor resiliencia frente a la enfermedad. Las relaciones sociales modulan directamente la respuesta al estrés. Compartir una preocupación con alguien de confianza, el contacto físico, una conversación sincera o sentirse escuchado activan circuitos neuronales de seguridad que indican al organismo que no está solo y, por tanto, que no hay peligro inmediato.

Vivimos hiperconectados digitalmente, pero cada vez más aislados emocionalmente. Estamos inmersos en la mayor epidemia de soledad de nuestra historia, a pesar de tener a casi cualquier persona del mundo a segundos de distancia. Nuestro entorno social se ha convertido en un vasto lago de kilómetros de superficie, pero de tan solo unos pocos centímetros de profundidad, lo que hace que nos sintamos más solos que nunca.

Muchas personas creen que este tipo de relaciones no están hechas para ellas. Se definen como introvertidas, piensan que no encajan o que ya es tarde para construir vínculos profundos. Pero el problema rara vez es la personalidad; suele ser el contexto. Las relaciones significativas no aparecen por arte de magia, no se pueden forzar, pero sí se pueden facilitar. No se trata de forzarte a socializar ni de convertirte en alguien que no eres. Se trata de colocarte de forma consciente en entornos en que la conexión sea más probable. Elegir una actividad que disfrutes y que implique a otras personas es una de las estrategias más simples y eficaces: deporte, música, senderismo, voluntariado, clubes de lectura o cualquier disciplina compartida. Cuando existe un interés común, la conversación surge sola y la interacción deja de sentirse artificial. A partir de ahí, el resto es más sencillo de lo que parece. Acudir con una actitud abierta, escuchar más de lo que hablas, ser amable y constante. No necesitas impresionar a nadie. La repetición y la presencia regular hacen el trabajo. Con el tiempo, esas interacciones en apariencia triviales se transforman en vínculos reales.

Meditación

Meditar no es dejar la mente en blanco ni desconectarse de la realidad. Desde un punto de vista neurocientífico, meditar es aprender a observar tu mundo interno —pensamientos, emociones y sensaciones corporales— sin reaccionar de forma automática. En ese sentido, la meditación es como entrenar en el gimnasio, pero para el sistema nervioso. Igual que entrenamos fuerza para aumentar la masa muscular, la meditación aumenta la resistencia al estrés y mejora el control de tus emociones.

Numerosos estudios muestran que la práctica regular de la meditación reduce los niveles medios de cortisol entre un 15 y un 25 % tras unas ocho semanas. También se observan mejoras del 20 al 40 % en el bienestar subjetivo, la calidad de vida y la percepción general de la salud. Las personas refieren menos fatiga, mayor claridad mental y mejor regulación emocional.

En entornos laborales, los beneficios también son medibles. Programas de meditación se asocian con aumentos de productividad del 10 al 15 %, reducciones del absentismo de hasta un 25 % y una menor incidencia de *burnout*. Además, mejora la concentración sostenida y la toma de decisiones bajo presión. No es necesario meditar durante largos periodos. Cinco minutos diarios, practicados con constancia, son suficientes para empezar a notar cambios reales. La regularidad importa más que la duración.

Formas sencillas de empezar

Mindfulness o atención plena. Siéntate en una posición cómoda y relajada, cierra los ojos y lleva tu atención a un único punto, por ejemplo, a las sensaciones físicas de la respiración en la nariz o en el abdomen. Cuando aparezca un pensamiento, que aparecerá, no intentes eliminarlo ni luchar contra él. Simplemente date cuenta de que ha aparecido y vuelve con suavidad tu atención a la respiración. Eso es todo. El ejercicio consiste en repetir ese proceso una y otra vez entre cinco y diez minutos. Cada vez que vuelves al presente estás entrenando tu sistema nervioso para ayudarte a controlar tus pensamientos.

Meditación guiada. Elige una grabación de las miles disponibles en línea, preferiblemente de entre cinco y quince minutos, colócate en una posición cómoda y sigue la voz sin intentar anticiparte ni analizar lo que estás haciendo. Si te distraes, simplemente vuelve a escuchar. Este formato reduce la fricción inicial, da estructura al proceso y es muy recomendable para personas con mucha rumiación mental, ansiedad elevada o sensación de mente hiperactiva.

Visualización. El ejercicio consiste en cerrar los ojos y recrear en la mente una escena que para ti represente calma y seguridad. Puede ser un lugar real que conoces o uno imaginario. Intenta añadir detalles sensoriales, como sonidos, colores, temperatura y sensaciones corporales. Dedica unos minutos a habitar ese escenario. El cerebro no distingue completamente entre una experiencia real y una imaginada con suficiente detalle, y esta práctica envía señales claras de seguridad al sistema nervioso, lo que favorece la activación del sistema parasimpático.

Respiración

La respiración es una de las pocas funciones que se sitúan entre lo automático y lo voluntario. Respiramos sin pensar, pero también podemos decidir cómo respiramos. Y esa capacidad la convierte en una herramienta muy poderosa para influir de forma directa en el sistema nervioso autónomo. Las respiraciones rápidas y superficiales activan el sistema simpático. Las respiraciones lentas, profundas y rítmicas activan el parasimpático. Es un sistema bidireccional: el estrés acelera la respiración, pero acelerar la respiración también aumenta el estrés. Cambiar el patrón respiratorio cambia la señal que recibe el cerebro.

Técnicas prácticas

Suspiro fisiológico. El suspiro fisiológico es probablemente la herramienta más rápida que existe para reducir el estrés agudo. Es un patrón respiratorio innato, presente de forma espontánea en bebés y en muchos mamíferos, que el cuerpo utiliza para liberar tensión acumulada. La técnica es muy simple. Consiste en hacer una inhalación profunda por la nariz; al llegar a la máxima capacidad de los pulmones, intentaremos hacer una segunda inhalación rápida y corta, sin exhalar entre ambas, para llenar los pulmones por encima de su capacidad. A continuación, se realiza una exhalación lenta y prolongada por la boca de entre seis y ocho segundos hasta sacar el aire por completo. Este patrón tiene un efecto directo inmediato en la concentración de gases en la sangre; ayuda a eliminar dióxido de carbono en segundos, que el cerebro interpreta como una señal de tranquilidad. Con solo dos o tres repeticiones se puede observar una disminución clara de la sensación de ansiedad, del ritmo cardiaco y de la activación fisiológica. Es especialmente útil en momentos de estrés intenso, ansiedad aguda, antes de una conversación difícil o cuando notas que el cuerpo está acelerado.

Respiración en caja (4-4-4-4). Es una técnica diseñada para entrenar el control del sistema nervioso y aumentar la tolerancia al estrés. Se utiliza desde hace años en entornos de alto rendimiento, como en las fuerzas especiales, precisamente porque aporta estabilidad mental bajo presión. El patrón es sencillo y simétrico. Se inhala por la nariz durante cuatro segundos, se retiene el aire durante cuatro segundos, se exhala lentamente durante cuatro segundos y se mantienen los pulmones vacíos durante cuatro segundos antes de la siguiente inhalación. Cada ciclo completa un «cuadrado». Practicada de tres a cinco minutos al día, la respiración en caja entrena la tolerancia al estrés y la estabilidad mental.

Patrón 4-7-8. Es especialmente útil para inducir estados de relajación profunda y facilitar el inicio del sueño. Funciona ralentizando de forma marcada la respiración y prolongando la exhalación, que es la fase más directamente relacionada con la activación parasimpática. La técnica consiste en inhalar por la nariz durante cuatro segundos, mantener el aire durante siete segundos y exhalar despacio por la boca durante ocho segundos. El ciclo se repite entre cuatro y seis veces. Con la práctica regular, el cuerpo empieza a asociar estos patrones respiratorios con señales claras de calma y seguridad.

Ejercicio y sueño

Aunque ya hemos hablado extensamente de los beneficios del ejercicio físico y del sueño de calidad, merece la pena subrayarlo de nuevo en el contexto de la salud mental. Es probable que no exista ninguna intervención con un impacto tan profundo y consistente sobre el estado psicológico como la actividad física, muy por encima de cualquier fármaco antidepresivo. El ejercicio no solo mejora el estado de ánimo de forma puntual. Modifica la arquitectura del sistema nervioso y entrena al cerebro para interpretar la activación fisiológica como algo seguro y manejable. Reduce la reactividad emocional, aumenta la tolerancia a la incomodidad y mejora la capacidad de afrontar el estrés sin desbordarse. A medio plazo, esto se traduce en menos ansiedad basal, una menor rumiación mental y una mayor sensación de control emocional. Dormir bien amplifica todavía más este efecto. El sueño es el momento en que el cerebro recalibra su respuesta al estrés. Cuando el descanso es adecuado, el sistema nervioso sale del estado de hipervigilancia constante. Las preocupaciones no desaparecen, pero pierden intensidad. Mejora la perspectiva, la regulación emocional se vuelve más eficiente y el umbral a partir del cual una situación se percibe como estresante se eleva.

Aquí ocurre algo especialmente relevante: el efecto del ejercicio y del sueño no es solo aditivo, es multiplicativo. Una persona que duerme bien responde mejor al entrenamiento. Una persona que entrena de forma regular duerme mejor. Y cuando ambas cosas se alinean, el sistema nervioso se vuelve mucho más resiliente frente al estrés cotidiano.

PROPÓSITO DE VIDA

Tener un propósito no es tan solo levantarse con motivación cada mañana. Es darle al cerebro una narrativa coherente que justifique invertir energía, esfuerzo y tiempo en seguir vivo. El organismo parece estar diseñado para resistir y adaptarse mientras exista una razón clara para hacerlo. Cuando esa razón desaparece, muchos sistemas empiezan a apagarse de forma silenciosa.

Uno de los conceptos más conocidos en este ámbito es el *ikigai*, una palabra japonesa que puede traducirse de forma imperfecta como «aquello por lo que merece la pena levantarse cada día». Una parte de la longevidad excepcional observada en regiones como Okinawa se ha atribuido a este sentido profundo de propósito, a vivir alineado con lo que uno sabe hacer y disfruta y que aporta valor a otras personas.

Estudios longitudinales muestran que las personas con un fuerte sentido de propósito presentan una menor mortalidad por todas las causas, un menor riesgo cardiovascular y un menor deterioro cognitivo con el paso de los años. Incluso cuando se realizan ajustes por ejercicio, nutrición o nivel socioeconómico, el propósito sigue apareciendo como un factor protector independiente.

Desde el punto de vista del estrés, el propósito actúa como un modulador central. No elimina las dificultades, pero cambia la forma en que se interpretan. El mismo esfuerzo o la misma carga generan una respuesta fisiológica distinta cuando están alineados con algo que tiene sentido personal. Propósito no significa felicidad constante ni ausencia de sufrimiento. Muchas personas profundamente alineadas con su propósito atraviesan etapas duras y exigentes. La diferencia es que ese sufrimiento no se vive como vacío, sino como parte de un camino, lo que reduce de forma notable la carga biológica del estrés crónico.

Esta es también la parte más personal y, en cierto modo, más espiritual de la longevidad. No es espiritual en un sentido religioso, sino en el sentido de alineación interna. No existe un propósito universal válido para todos. Para algunas personas puede ser criar a sus hijos y para otras, construir una empresa, enseñar, crear, cuidar, aprender o simplemente vivir con coherencia con sus valores. No tiene que ser permanente, pero sí auténtico. Cuando existe una desconexión prolongada entre lo que haces y lo que de verdad te importa, el cuerpo lo percibe como una amenaza interna.

El propósito influye en la adherencia a los hábitos saludables, en la recuperación tras la enfermedad, en la respuesta al estrés y en la forma en la que envejece el cerebro. No es casualidad que muchas personas empeoren con rapidez tras la jubilación; aunque tengan más tiempo libre, pierden estructura, dirección y sentido.

Trabajar el propósito no es encontrar una respuesta perfecta, sino iniciar un proceso de alineación. Preguntarte qué te da energía en lugar de quitártela. Qué actividades te hacen perder la noción del tiempo. Qué tipo de vida, cuando la imaginas a largo plazo, te genera calma en lugar de ansiedad. Y, sobre todo, preguntarte con honestidad: ¿lo que estoy haciendo hoy me acerca o me aleja de ese lugar?

Salud mental

A lo largo de este libro hemos hablado de biomarcadores, sistemas biológicos y estrategias para reducir el riesgo de enfermedad. Pero todo esto pierde sentido si no existe una vida de la que quieras formar parte. Nadie quiere vivir más años para arrastrarlos. Nadie quiere alargar la vida si está dominada por el sufrimiento constante, la ansiedad o el vacío. La longevidad no es el objetivo final, es el medio. El verdadero objetivo es vivir más tiempo porque la vida merece la pena ser vivida. De ahí que **la salud mental no es un capítulo accesorio dentro de la medicina de la longevidad; de hecho, es el eje sobre el que todo lo demás gira.** Puedes optimizar la nutrición, entrenar con disciplina, dormir bien y controlar tus biomarcadores, pero si vives atrapado en una mente que no descansa ni disfruta, el beneficio de todo lo anterior se diluye.

Vivimos en una época en que los problemas de salud mental son cada vez más frecuentes. La depresión, la ansiedad, el agotamiento emocional y la desconexión no son signos de debilidad. Y esto es importante recordarlo: atravesar momentos oscuros forma parte de la experiencia humana. Todos, sin excepción, pasamos por etapas difíciles.

Si estás leyendo estas líneas es porque ya has superado todas las situaciones realmente duras que has vivido hasta ahora. En su momento parecían insuperables, y sin embargo aquí estás. No porque no dolieran, sino porque encontraste la forma de atravesarlas. Y aunque ahora estés pasando por un momento complicado, te garantizo que también lo superarás. Siempre lo has hecho. Mientras siga existiendo vida dentro de ti, encontrarás la manera.

Herramientas en la tierra de las promesas. Los fármacos y los suplementos

Construir una vida larga y llena de vitalidad se parece, en muchos sentidos, a levantar un rascacielos. Es una tarea compleja de ingeniería en la que intervienen decenas de sistemas distintos. Si uno solo de ellos falla o no está alineado con el resto, el resultado puede ser inestable o directamente catastrófico. Por tanto, cualquier protocolo serio de longevidad debe centrarse en utilizar el mayor número posible de herramientas para asegurar que todos esos sistemas funcionen como una máquina de alta precisión, bien sincronizada y correctamente mantenida.

Hoy día disponemos de un arsenal de intervenciones para optimizar nuestra salud hasta niveles impensables hace solo unas décadas. Los suplementos y los fármacos son tan solo dos herramientas más dentro de ese conjunto. Ni más ni menos.

Muchos pacientes llegan a consulta con ideas preconcebidas sobre estas herramientas. Rechazan determinados suplementos o fármacos por no querer «introducir sustancias externas» en su cuerpo o por una desconfianza general hacia la industria farmacéutica. Estas posturas son del todo legítimas y respetables. Cada persona debe decidir cómo quiere recorrer su propio camino hacia la longevidad. Pero conviene entender las consecuencias de limitar las herramientas que podemos utilizar.

Siguiendo con la analogía del rascacielos, imaginemos que el director del proyecto decide que el equipo de ingenieros solo puede utilizar martillos y destornilladores. Los taladros, las llaves inglesas y los sistemas de soldadura están prohibidos. El rascacielos, por supuesto, tendría que rediseñarse por completo. El acero de alta resistencia se sustituiría por madera, los grandes ventanales por pequeños tragaluces, los ascensores de alta velocidad por escaleras y la altura final ya no sería de 120 plantas, sino quizá de cinco.

La longevidad es una tarea compleja y llena de incertidumbre. Limitar las herramientas disponibles no invalida el proyecto, pero sí condiciona el resultado final. Y es importante ser consciente de ello.

Los suplementos y los fármacos no son indispensables para vivir ni para mantener una salud básica. La humanidad ha llegado hasta aquí sin ellos. Pero a medida que el conocimiento científico ha avanzado, hemos descubierto que determinadas moléculas pueden modular funciones biológicas clave o compensar carencias de nuestro entorno moderno, y eso nos otorga una ventaja real si se utilizan con criterio. Como cualquier herramienta, en las manos adecuadas pueden ser extraordinariamente útiles. En las manos equivocadas, pueden ser incluso perjudiciales. Darle un hacha a alguien sin experiencia y pedirle que tale un roble de un metro de diámetro no suele acabar bien, ni rápido. Por eso, la forma correcta de pensar en suplementos y fármacos es sencilla; son herramientas con un propósito concreto, no algo que se toma porque «alguien dijo que iba bien». Si no sabes con exactitud por qué estás usando una herramienta, es muy probable que no debas usarla.

En este capítulo no hablaremos de los fármacos destinados al tratamiento de enfermedades concretas, aunque algunos de ellos, como los utilizados para reducir el LDL o el ApoB, tengan un impacto claro en la longevidad al disminuir el riesgo cardiovascular. Aquí nos centraremos en lo que se conoce como fármacos geroprotectores (del griego *géros*, 'vejez'), que son sustancias fármacos que de alguna forma u otra actúan en objetivos moleculares que están directamente relacionados con el envejecimiento a nivel biológico y, por lo tanto, con un potencial para alargar los años que podemos llegar a vivir.

Fármacos geroprotectores

El deseo de alargar la vida es tan antiguo como la propia humanidad. Mucho antes del método científico, las culturas de todo el mundo ya experimentaban con pócimas, extractos y rituales con la esperanza de prolongar la juventud. En el mundo moderno, este sueño se ha abordado desde una perspectiva radicalmente distinta. Con rigor científico, controles estrictos y una metodología diseñada para minimizar los sesgos. Así nació, a principios de la década de 2000, el Interventions Testing Program (ITP) del National Institute on Aging (NIA), en Estados Unidos. El ITP representa hoy el estándar más serio que tenemos para evaluar si una intervención puede realmente modificar la longevidad biológica. Su fortaleza reside en varios puntos clave:

- Utiliza ratones genéticamente heterogéneos (UM-HET3), con una diversidad genética más comparable a la de una población humana, de modo que se reduce el riesgo de resultados ligados a una mutación concreta.
- Replica cada experimento en tres centros independientes, con protocolos idénticos pero equipos distintos y sin comunicación entre ellos.
- Las moléculas candidatas se proponen desde fuera, pero los experimentos los ejecuta el propio programa, lo que reduce los conflictos de interés.
- La mayoría de las intervenciones comienzan en la mediana edad del ratón, no en la juventud; por tanto, se evalúa si realmente frenan el envejecimiento y no solo si optimizan el desarrollo temprano.

Todo esto convierte al ITP en la mejor aproximación disponible hoy día para estudiar fármacos con potencial geroprotector. Aun así, este enfoque no está exento de limitaciones. La más evidente probablemente ya la estés pensando: nuestro objetivo no es alargar la vida de los ratones, sino la de los humanos.

Hay muchísimas intervenciones de longevidad que aumentan la esperanza de vida en ratones y que, sin embargo, no han demostrado el mismo efecto en humanos. Aunque compartimos cerca del 85 % de nuestro ADN con un ratón y somos especies evolutivamente cercanas, existen diferencias biológicas claras a múltiples niveles, y probablemente muchas más que aún desconocemos. Esto hace que una intervención eficaz en ratones no tenga por qué funcionar en humanos.

La investigación en la longevidad humana se enfrenta a dos problemas fundamentales. El primero es ético y logístico. Estudiar una intervención durante décadas implica incluir a miles de personas en un grupo de tratamiento y a otras miles en otro de placebo. Si el fármaco funciona, los investigadores observarían durante años cómo el grupo placebo envejece y muere antes, sin poder intervenir. El segundo problema es el tiempo. Si estudias la longevidad en tu propia especie, es muy probable que, cuando se obtengan los resultados definitivos, ya no estés vivo para beneficiarte de ellos. Por tanto, la mejor evidencia disponible hoy día procede de los datos en ratones del Interventions Testing Program. Un resultado positivo en el ITP no garantiza el mismo efecto en humanos, pero un resultado negativo sí nos obliga a dudar seriamente de que la molécula tenga utilidad real. Este será, por tanto, nuestro principal filtro para hablar de fármacos geroprotectores.

Otro filtro importante es la conservación evolutiva. Los mecanismos que regulan la longevidad parecen estar fuertemente conservados a lo largo de cientos de millones de años. Un ejemplo paradigmático es la restricción calórica. Existe la evidencia sólida de que aumenta la esperanza de vida desde las levaduras unicelulares hasta los primates, pasando por los gusanos, las moscas, los peces, los reptiles, las aves y los mamíferos. Si una intervención funciona en casi todas las especies del reino animal, abarcando millones de años de evolución, es muy probable que también tenga efectos en los humanos. Hasta ahora, solo una molécula ha alcanzado un nivel de evidencia comparable a la restricción calórica dentro del ITP, la rapamicina. Me gustaría contarte más acerca de esta interesante molécula.

La rapamicina

La historia de la rapamicina comienza en uno de los lugares más aislados del planeta: Rapa Nui, la isla de Pascua (la misma de las cabezas gigantes). En el cráter del volcán Rano Kau existe una laguna pantanosa rodeada de vegetación. Durante generaciones, los habitantes de la isla creían que pasar una noche allí ayudaba a recuperar la salud. Décadas más tarde, la biología moderna descubriría que no iban del todo desencaminados.

En 1964, una expedición médica canadiense recogió muestras de suelo en distintos puntos de la isla, incluido el cráter. Estas llegaron al laboratorio farmacéutico Ayerst, en Montreal, donde el microbiólogo Surendra Nath Sehgal aisló una bacteria del género *Streptomyces*. Cuando cultivaron este microorganismo y pusieron sus productos en placas de Petri llenas de hongos, ocurrió algo llamativo: el crecimiento de los hongos se detenía casi por completo, como si alguien hubiera pulsado un botón de pausa en el tiempo. El compuesto responsable era nuevo, no coincidía con nada conocido, y Sehgal decidió bautizarlo en honor al lugar de donde procedía aquella tierra. La llamó «rapamicina», por Rapa Nui.

Inicialmente se estudió como antifúngico, para el tratamiento del pie de atleta; sin embargo, mientras avanzaban los ensayos, empezó a aparecer un efecto inesperado. La rapamicina no solo detenía el crecimiento de los hongos, también frenaba de manera muy potente la proliferación de células del sistema inmune. Desde el punto de vista corporativo, aquello fue un jarro de agua fría. Una molécula que, en teoría, servía para tratar infecciones y al mismo tiempo debilitaba la respuesta inmune no parecía un buen negocio. El programa se canceló y se ordenó la destrucción de los compuestos y cultivos que la empresa consideraba no prioritarios. Entre ellos estaba la cepa de *Streptomyces* que producía rapamicina. Sehgal, que seguía convencido de que allí había algo importante, no pudo aceptar la idea de que todo desapareciera en una bolsa de residuos biológicos. Según relató más tarde su familia, llegó a rescatar frascos con el microorganismo, los llevó a casa y los guardó en el congelador, en un magnífico acto de contrabando científico.

A finales de la década de 1980, la compañía fue adquirida por otro laboratorio que retomó el interés por proyectos innovadores. Sehgal sacó del congelador su muestra de tierra congelada y propuso reabrir la investigación con rapamicina, esta vez no como antifúngico, sino como posible fármaco para regular la respuesta inmunológica, lo que sería invaluable en una técnica quirúrgica que estaba floreciendo, los trasplantes de órganos. A partir de ese pequeño acto de desobediencia, se reactivó un programa de investigación que, años más tarde, culminaría con la aprobación de sirolimus (otro nombre para la rapamicina) como fármaco inmunosupresor. Desde entonces, este medicamento ha ayudado a millones de personas a aceptar un órgano trasplantado. Cuando la rapamicina se utiliza de forma continuada y a dosis altas y en combinación con otros fármacos potentes, hace que el sistema inmunológico esté más «dormido» y no pueda reconocer al órgano nuevo como un agente externo, lo que evita el rechazo de órganos.

El mecanismo de acción de la rapamicina es la inhibición del complejo mTOR (*mammalian target of rapamycin*), un sensor central del estado energético y nutricional de la célula que regula el crecimiento y la división celular. Cuando mTOR se activa, las células se dividen con mayor velocidad; cuando se inactiva, disminuye la velocidad de crecimiento celular. Muchas intervenciones que prolongan la vida en animales, incluida la restricción calórica, actúan precisamente reduciendo la señalización de mTOR. Por lo tanto, no transcurrió mucho tiempo hasta que varios científicos postularan la siguiente hipótesis: «Si inhibir mTOR enlentece el crecimiento celular, quizá también pueda ralentizar el envejecimiento». En modelos simples ya se había observado este efecto, pero faltaba demostrarlo en mamíferos bajo condiciones rigurosas.

Esa prueba llegó cuando el Interventions Testing Program incluyó la rapamicina en uno de sus ensayos. El diseño fue el habitual del ITP: ratones genéticamente diversos, tres centros replicando el estudio y administración del fármaco en la edad mediana. Aun así, el resultado sorprendió a todo el campo. La rapamicina aumentó de forma significativa la media de vida, alrededor de un 20 % en hembras y un 10 % en machos, y prolongó también la vida máxima. Fue la primera vez que un fármaco administrado en la mitad de la vida extendía la longevidad de un mamífero en un estudio independiente, sólido y replicado. A partir de ahí, numerosos trabajos mostraron mejoras en la inmunidad, la función cardiaca, la preservación cognitiva y la reducción de cáncer espontáneo.

Más recientemente, un estudio combinó rapamicina con un fármaco utilizado para tratar el cáncer llamado trametinib, que también disminuye la proliferación celular, y mostró un aumento de hasta un 30 % en la esperanza de vida. Aunque los humanos no somos ratones, el simple ejercicio mental de extrapolar ese efecto llevaría la esperanza de vida humana a cifras cercanas a los ciento ocho años.

Seguridad

¿Son seguros estos fármacos? Si producen un adormecimiento del sistema inmunológico, entonces ¿no pueden aumentar el riesgo de cáncer o de infecciones graves?

En el caso del trametinib, su perfil de efectos adversos, que son muy frecuentes y muchos pueden considerarse graves, lo hace inaceptable para el uso preventivo en humanos. Sin embargo, ha servido como una prueba de concepto y nos permitirá desarrollar fármacos similares menos agresivos que puedan potenciar la acción de la rapamicina.

En el caso de la rapamicina, la respuesta resulta sorprendente. Y es que, en el cuerpo humano, dos y dos no siempre son cuatro, nos repetía a menudo un gran profesor de anatomía en la facultad de Medicina. En su momento no lo comprendía del todo.

La presencia de una sustancia puede tener efectos completamente opuestos en el cuerpo dependiendo de la dosis y el tiempo de exposición. Por ejemplo, una molécula llamada escatol, a una concentración inferior al 0,01 %, tiene un olor floral que recuerda al jazmín o al naranjo y, por lo tanto, se utiliza con frecuencia en perfumería. Cuando su concentración supera el 0,1 %, el olor es claramente putrefacto y recuerda a la materia fecal.

Otro ejemplo clásico es la parathormona, una hormona que regula los niveles de calcio en la sangre. El calcio es fundamental para muchas reacciones vitales básicas, por lo que, cuando esta hormona se eleva, aumenta la actividad de unas células llamadas osteoclastos, que se comen el hueso y liberan el calcio a la sangre (en buena parte son también responsables de la osteoporosis). A pesar de ello, en cirugía ortopédica se utiliza con frecuencia la parathormona como tratamiento para acelerar la recuperación de cualquier tipo de fractura o cirugía en los huesos. Aunque parezca contraintuitivo, la administración en pulsos —un periodo presente y un periodo ausente— produce el efecto contrario al de la administración continua, ya que aumenta la formación de nuevo hueso a través de la activación de la célula antagonista de los osteoclastos, los osteoblastos.

Con la rapamicina hemos encontrado un efecto similar en cuanto a la actividad del sistema inmunológico. Una dosis continua de rapamicina produce la inactivación de nuestras defensas, pero una dosis baja administrada en pulsos produce el aumento de la actividad del sistema inmunológico. Así lo demostró un estudio realizado en personas mayores de sesenta y cinco años, centrado en la respuesta inmunitaria tras la administración de la vacuna de la gripe, en el que se observó un aumento de la tasa de respuesta a la vacuna en un 20 %.

Los datos actuales sugieren que la inhibición pulsátil de mTOR no solo podría ralentizar el envejecimiento, sino también mejorar la función inmunológica. Aun así, no deja de ser un fármaco con posibles efectos secundarios. El más frecuente es la aparición de aftas orales, que suelen resolverse al suspender temporalmente el tratamiento. Algunos expertos incluso consideran este efecto un posible marcador de activación inmunitaria.

La rapamicina es un fármaco muy antiguo, pero hoy día tenemos variaciones más modernas que incluso podrían ser más prometedoras. En los próximos años, sin duda dispondremos de mucha más información, a medida que vayan culminando varias decenas de estudios sobre la rapamicina y sus derivados que están en curso. A pesar de todo, son muchas las personas que ya toman rapamicina de manera pulsátil para intentar frenar el envejecimiento, y algunas de ellas son mis pacientes.

Canagliflozina

La canagliflozina es un ejemplo perfecto de cómo un fármaco diseñado para tratar una enfermedad concreta puede revelar mecanismos con implicaciones mucho más amplias para la salud metabólica y, potencialmente, para la longevidad.

Los riñones son órganos fascinantes. Su función es filtrar la sangre para eliminar las sustancias que queremos perder y conservar aquellas imprescindibles para la vida. Desde un punto de vista biológico, esto plantea un reto enorme: ¿cómo distinguir, entre miles de moléculas distintas, cuáles deben eliminarse y cuáles deben recuperarse? La solución evolutiva es brillante. En lugar de identificar las sustancias tóxicas, que son prácticamente infinitas, el riñón reconoce activamente solo las moléculas que son críticas para el organismo. En la primera fase de filtrado, casi todo pasa de la sangre a la orina. Más tarde, ese líquido recorre una red de túbulos microscópicos llenos de transportadores especializados que recuperan selectivamente el sodio, el potasio, el bicarbonato, el calcio, la glucosa y otras moléculas esenciales.

Podemos imaginarnos ese proceso como una cadena de montaje industrial en la que cientos de operarios revisan los desechos que avanzan por una cinta transportadora y rescatan tan solo los componentes valiosos. La canagliflozina actúa sobre uno de esos «operarios», el transportador SGLT2, encargado de recuperar la glucosa filtrada. Este transportador es extraordinariamente eficiente. En condiciones normales, casi toda la glucosa se reabsorbe para evitar la pérdida de energía, algo lógico en una especie que ha evolucionado en entornos de escasez. La canaglifozina bloquea este mecanismo y permite que una parte de la glucosa se elimine por la orina en lugar de reutilizarse. Este efecto resulta especialmente útil en la diabetes tipo 2. Al forzar la eliminación de glucosa, disminuyen los niveles sanguíneos, mejora la sensibilidad a la insulina y se produce una pérdida de peso modesta pero sostenida. Además, al reducir la disponibilidad de glucosa, el organismo entra en una ligera cetogénesis fisiológica, aumentando la oxidación de grasas. Con el tiempo, los ensayos clínicos revelaron beneficios inesperados en la salud cardiovascular y renal, lo que posiciona los inhibidores de SGLT2 como una de las innovaciones más relevantes de la medicina metabólica de las últimas décadas.

Desde la perspectiva de la longevidad, su efecto recuerda mucho a la restricción calórica. En este caso no reducimos la entrada de energía, sino que aumentamos su salida. Es como abrir una válvula metabólica que permite perder alrededor de 80 gramos de glucosa al día, unas 320 calorías. Al imitar este déficit energético, es razonable pensar que también inhiba mTOR y, por tanto, pueda influir sobre los mecanismos del envejecimiento.

El ITP incluyó la canaglifozina entre sus intervenciones prometedoras y los resultados fueron consistentes. Administrada en la edad adulta, prolongó la mediana de vida entre un 10 y un 15 %, con un efecto más marcado en ratones machos que en hembras. Aun así, se trata de un resultado notable que refuerza la idea de que imitar la restricción calórica mediante fármacos puede tener impacto en la longevidad.

¿Y los riesgos? El efecto adverso más característico deriva directamente de su mecanismo de acción. Al aumentar la glucosa en la orina, esta se vuelve un medio más favorable para los microorganismos, lo que incrementa el riesgo de infecciones urinarias, sobre

todo en mujeres y en personas con antecedentes de infecciones re-
currentes. A pesar de ello, el perfil de seguridad global es favorable,
y la evidencia clínica ha sido tan sólida que hoy los inhibidores de
SGLT2 se consideran uno de los tratamientos con mejor balance
riesgo-beneficio, tanto en pacientes diabéticos como en personas
interesadas en optimizar su salud metabólica a largo plazo.

Metformina

La metformina es el fármaco más utilizado para el tratamiento de la
diabetes tipo 2 desde hace más de cincuenta años. Es barata, eficaz
y segura. También es, con diferencia, el fármaco más usado con fines geroprotectores, muchas veces sin supervisión médica.

El interés por la metformina en longevidad comenzó de forma
accidental. En 2014, un grupo de investigadores analizó los histo-
riales médicos de más de 150.000 personas para comparar dos tratamientos para la diabetes: metformina y sulfonilureas. Dividieron
a los participantes en tres grupos: controles sanos, diabéticos tratados con metformina y diabéticos tratados con sulfonilureas.

Todos sabemos que la diabetes es un factor de riesgo para un
sinfín de otras enfermedades y que aumenta el riesgo de muerte
prematura. Por lo tanto, el objetivo del estudio era comprobar cuál
de estos dos tratamientos era más efectivo en acercar la esperanza de vida de un diabético a la esperanza de vida de una persona
sana. La respuesta que obtuvieron fue que la metformina parecía
ser muy superior a las sulfonilureas, ya que los diabéticos que toma-
ban sulfonilureas tenían una mediana de supervivencia un 38 %
menor que los tratados con metformina. Pero la sorpresa real apareció al comparar el grupo de metformina con el grupo de controles
sanos, ya que estos parecían tener una supervivencia un 15 % menor que los diabéticos tratados con metformina. Si ese resultado
fuera real, implicaría que un diabético tratado con metformina tendría un menor riesgo de muerte prematura que una persona sana.
De ahí surgió la hipótesis que encendió el entusiasmo del campo: si

la metformina mejora la supervivencia en diabéticos, quizá pueda beneficiar aún más a las personas sanas.

Estudios posteriores intentaron reproducir la asociación en otras poblaciones y los resultados fueron inconsistentes. Algunos mostraron beneficios modestos, otros no detectaron ningún efecto, y en muchos casos las diferencias desaparecían al ajustar por factores como el peso, la actividad física o la gravedad de la diabetes. Quedó claro que el efecto inicial había sido, como mínimo, exagerado.

El ITP decidió evaluar la metformina en su modelo de longevidad en mamíferos. El resultado fue decepcionante para sus defensores. En ratones, la metformina no solo no prolongó la vida de forma consistente, sino que, a dosis más altas, incluso acortó la supervivencia. Solo a dosis muy bajas y en combinación con la rapamicina aparecieron señales de beneficio. Como intervención aislada, no superó el filtro riguroso del programa. Si la metformina fuera un geroprotector potente, deberíamos haber observado una señal clara en este contexto. A pesar de esta evidencia mixta, la metformina sigue siendo interesante desde el punto de vista biológico. Modula vías clave como la AMPK, la inflamación de bajo grado, la función mitocondrial y la glicosilación. Esta es precisamente la razón por la que nació el estudio TAME (*Targeting Aging with Metformin*). Este ensayo clínico, financiado por instituciones académicas y fundaciones de longevidad, no busca demostrar que la metformina trate una enfermedad concreta, sino que evalúa si puede retrasar simultáneamente la aparición de varias enfermedades relacionadas con la edad.

Es un diseño audaz que intenta, por primera vez, medir de manera formal si un fármaco puede modificar el ritmo del envejecimiento en humanos. El estudio está en curso y, si todo avanza según lo previsto, a finales de esta década tendremos por fin una respuesta clara: sabremos si la metformina es, como algunos creen, un modulador general del envejecimiento o si su reputación geroprotectora fue tan solo una ilusión estadística nacida de un análisis mal interpretado.

Suplementos

La suplementación es, sin duda, uno de los temas más populares dentro del mundo de la longevidad, y probablemente uno de los más confusos. En pocos ámbitos de la salud existe una brecha tan grande entre lo que promete el marketing y lo que en realidad respalda la evidencia científica. Parte del problema radica en la propia naturaleza de los suplementos: no se consideran fármacos y, por tanto, están sujetos a una regulación mucho más laxa. Esto permite que lleguen al mercado productos con enormes diferencias en calidad, dosis, pureza y eficacia, sin un filtro riguroso que proteja al consumidor.

A esto se suman los mensajes publicitarios, muchas veces formulados al límite de lo permitido, que sugieren beneficios no demostrados. En demasiados casos, la «evidencia» citada se basa en estudios pequeños, mal diseñados, realizados en animales o incluso en cultivos celulares, con una relevancia limitada para el cuerpo humano. En este contexto, elegir un suplemento con criterios científicos resulta extraordinariamente difícil sin un marco claro de evaluación.

Existe, además, una idea muy arraigada en el imaginario colectivo: que lo «natural» es seguro por sistema. La mayoría de los suplementos provienen de plantas, hongos, algas o extractos botánicos, pero natural no significa inocuo. Los compuestos activos que contienen son sustancias químicas, exactamente igual que los principios activos de cualquier fármaco, y estas actúan sobre rutas metabólicas reales. Esa interacción puede generar beneficios, pero también efectos adversos, toxicidad, interferencias con otros medicamentos o problemas de seguridad si se utilizan dosis inadecuadas. La historia de la medicina está llena de ejemplos de sustancias naturales capaces tanto de curar como de causar daño. Por eso, este ámbito requiere el mismo rigor crítico que aplicamos a los fármacos.

El objetivo de esta sección no es crear un catálogo interminable de los miles de suplementos disponibles en internet. Eso sería inútil, abrumador y quedaría obsoleto de inmediato. Mi intención es ofrecerte una herramienta, un método claro y práctico que puedas aplicar a cualquier suplemento que estés considerando. Da igual si mañana aparece una nueva molécula con una campaña publicitaria sobre promesas milagrosas. Con el marco adecuado, podrás evaluar de forma crítica qué evidencia lo respalda, qué riesgos implica y si realmente encaja con tus objetivos de salud.

La idea no es solo que sepas qué suplementos pueden tener utilidad en longevidad, sino que desarrolles la capacidad de tomar decisiones informadas, basadas en ciencia y con una comprensión real de cómo estas sustancias interactúan con el organismo. Para ello, utilizaremos un marco de referencia, que se basa en una serie de preguntas clave que deberíamos hacernos antes de incorporar cualquier suplemento. Entiendo que la respuesta a alguna de estas preguntas puede no estar del todo clara, especialmente en presencia de personas muy insistentes que intentan convencerte de que, si no tomas su suplemento, es muy probable que no llegues a la próxima Navidad.

Por suerte, hoy disponemos de herramientas de inteligencia artificial cada vez más accesibles que pueden ayudarte a analizar la calidad de la evidencia disponible.

Pregunta 1. ¿Estás intentando corregir una deficiencia o superar niveles fisiológicos normales?
En otras palabras: ¿por qué quieres tomar este suplemento? Esta distinción es fundamental, ya que define dos caminos completamente distintos dentro de la suplementación.

Corregir una deficiencia significa restaurar un equilibrio perdido. Cuando tienes niveles bajos de vitamina D, hierro o B12, la suplementación no busca mejorar tu rendimiento, sino devolverte a un rango saludable. En este contexto, la evidencia suele ser sólida, el riesgo bajo y el beneficio claro: el organismo necesita ese nutriente para funcionar correctamente y, sin él, opera en desventaja.

Buscar niveles supramáximos es algo muy distinto. Aquí no intentas volver a la normalidad, sino empujar un sistema sano más allá de su línea base para potenciar una función concreta. La creatina es un buen ejemplo; no se toma porque exista una carencia, sino porque aumentar sus depósitos puede mejorar la fuerza explosiva y la capacidad de trabajo muscular. Es un enfoque legítimo, pero exige un análisis mucho más crítico, porque ya no hablamos de corregir un déficit, sino de intervenir activamente sobre un proceso biológico.

Distinguir entre estas dos motivaciones aclara de inmediato qué tipo de evidencia necesitas, qué nivel de riesgo es aceptable y qué magnitud de beneficio puedes esperar. No es lo mismo restaurar una carencia que potenciar un sistema sano.

Pregunta 2. ¿Buscas vivir más o vivir mejor?
Aunque suelen confundirse, esperanza de vida y calidad de vida no son lo mismo. La esperanza de vida se refiere a cuánto tiempo vivimos: retrasar las enfermedades y reducir el riesgo de muerte. La calidad de vida describe cómo vivimos ese tiempo: la fuerza física, la función cognitiva, la energía, la estabilidad emocional y la capacidad de disfrute.

Algunos suplementos se orientan claramente hacia uno de estos objetivos. La berberina, por ejemplo, se utiliza para mejorar la salud metabólica y reducir el daño asociado a la resistencia a la insulina, algo directamente relacionado con la longevidad. Otros, como la creatina, impactan sobre todo en la calidad de vida y mejoran el rendimiento físico y cognitivo diario.

El omega-3, por ejemplo, actúa de forma dual: reduce el riesgo cardiovascular, lo que influye en la supervivencia, pero también mejora la función articular y cognitiva y el estado de ánimo.

Definir si tomas un suplemento para vivir más o para vivir mejor no es un detalle menor. Alinea expectativas, evita decepciones y te permite interpretar correctamente los resultados. Ningún suplemento lo hace todo, y entender en qué plano actúa es clave para integrarlo con inteligencia en tu estrategia de longevidad.

Pregunta 3. ¿Actúa sobre una enfermedad concreta o busca un efecto geroprotector?

Aquí debes diferenciar si el suplemento se toma para reducir el riesgo de una enfermedad específica o si pretende actuar sobre los mecanismos generales del envejecimiento.

La levadura de arroz rojo, por ejemplo, se toma para reducir el colesterol y el riesgo cardiovascular. No pretende modificar el envejecimiento en su conjunto, sino intervenir en un mecanismo específico. En estos casos, la evaluación es relativamente clara: reduce ese riesgo o no lo reduce.

Otros suplementos aspiran a un efecto más amplio, ya que actúan sobre rutas metabólicas, inflamatorias o celulares implicadas en múltiples enfermedades asociadas a la edad. El resveratrol fue uno de los primeros en popularizar esta idea a través de la activación de las sirtuinas. No se busca que prevenga una sola enfermedad, sino que desacelere el proceso que las origina.

Distinguir entre una intervención dirigida y una intervención geroprotectora es crucial. Cada una requiere un nivel distinto de evidencia y genera expectativas diferentes. Si buscas reducir un riesgo concreto, necesitas pruebas directas. Si quieres modificar la trayectoria del envejecimiento, debes exigir evidencia sólida de que el suplemento actúa realmente sobre esa vía molecular.

Pregunta 4. ¿Existe un biomarcador que confirme que está funcionando?

Sin medición objetiva, cualquier intervención se convierte en un acto de fe. La suplementación, como la medicina, debe basarse en datos.

Algunos suplementos lo ponen fácil. Si tomas omega-3, puedes medir el índice de omega-3. Si suplementas con vitamina D, puedes seguir la 25-hidroxivitamina D. Incluso la creatina ofrece indicadores indirectos a través del rendimiento físico.

Otros suplementos no disponen de biomarcadores fiables. En esos casos, la evaluación se vuelve mucho más incierta y dependiente de sensaciones subjetivas o inferencias indirectas. Eso no significa que no funcionen, pero sí exige prudencia y expectativas más modestas.

Saber desde el inicio si puedes medir el efecto te da control. Te permite ajustar la dosis, descartar lo que no aporta beneficio y evitar gastar recursos en intervenciones que no están generando cambios reales. El objetivo no es acumular suplementos, sino mejorar tu biología de forma medible.

Pregunta 5. ¿Conocemos su mecanismo de acción?
Entender cómo actúa un suplemento no es un ejercicio académico, sino una herramienta práctica para valorar su utilidad y sus riesgos. Conocer qué rutas metabólicas modula, qué receptores activa y qué tejidos afecta nos permite anticipar beneficios, efectos secundarios e interacciones.

No es necesario conocer cada detalle molecular. Muchos fármacos se utilizan sin comprender por completo todos sus mecanismos. Lo importante es contar con una hipótesis razonable, coherente con la fisiología y respaldada por evidencia suficiente.

Cuando el mecanismo es claro, la confianza aumenta. Entendemos por qué la creatina mejora la disponibilidad energética, cómo la vitamina D regula genes relacionados con la inflamación o por qué reducir la absorción de glucosa mejora la sensibilidad a la insulina. Cuando el mecanismo es confuso o contradictorio, no invalida el suplemento, pero sí obliga a ser más cautos.

Pregunta 6. ¿Cuál es el balance riesgo-beneficio?
Primero, los riesgos. Incluso suplementos en apariencia inocuos pueden causar problemas por dosis inadecuadas, interacciones o contaminación.

Segundo, la magnitud del efecto. Muchos suplementos tienen efectos reales pero pequeños, que difícilmente producirán un cambio que puedas notar.

Tercero, la calidad del producto. Los certificados de pureza, los controles de sustancias tóxicas, los análisis microbiológicos y la validación por terceros deberían ser imprescindibles. Sin ellos, incluso un suplemento bien fundamentado se convierte en una apuesta. Busca marcas con certificación GMP y análisis independientes.

Por último, la calidad de la evidencia. ¿Ensayos clínicos aleatorizados? ¿En humanos? ¿Cuántos participantes? Cuanto más sólida sea la ciencia, mayor será la confianza y menor el riesgo de sorpresas.

A partir de ahí, el siguiente paso lógico es aplicar este marco a los suplementos más populares y evaluar, uno por uno, si realmente merecen un lugar en una estrategia de longevidad bien diseñada.

Creatina

1. ¿Corriges una deficiencia o buscas niveles supramáximos?
Buscamos niveles supramáximos. Tu cuerpo ya tiene creatina, pero la suplementación aumenta las reservas musculares y cerebrales por encima de los niveles fisiológicos.

2. ¿La tomas para mejorar la esperanza de vida o la calidad de vida?
Principalmente para mejorar la calidad de vida: fuerza, masa muscular, rendimiento físico, recuperación y función cognitiva. De forma indirecta, también contribuye a la esperanza de vida al preservar la fuerza y la masa muscular, dos de los predictores más sólidos de longevidad.

3. ¿Actúa sobre una enfermedad concreta o como geroprotector amplio?
Se utiliza para prevenir o retrasar la sarcopenia y mantener la capacidad física, factores clave para un envejecimiento saludable.

4. ¿Existe un biomarcador que puedas seguir?
No existe un biomarcador específico de eficacia. La creatinina en sangre puede aumentar ligeramente, pero la verdadera medida es funcional: fuerza, potencia, masa muscular y rendimiento cognitivo.

5. ¿Entendemos su mecanismo de acción?
Sí. Aumenta los niveles de fosfocreatina muscular y cerebral, lo que mejora la disponibilidad energética rápida y favorece la síntesis de nuevo tejido muscular. Es uno de los suplementos con el mecanismo mejor descrito.

6. ¿Cuál es el balance riesgo-beneficio?
Riesgo muy bajo, beneficio alto. La creatina monohidrato es segura, barata y extremadamente bien estudiada. Puede producir retención de líquidos transitoria al inicio, que suele normalizarse al cabo de seis a ocho semanas. Existe un mito importante, incluso entre mis colegas médicos, que relata que la creatina produce daño en el riñón. Esto tiene su origen en un malentendido, ya que la forma más frecuente de medir la función del riñón en medicina es a través de los niveles de creatinina en sangre. Cuando el riñón no funciona bien, la creatinina se acumula y aumentan sus niveles. La creatina se transforma en creatinina en el músculo una vez es utilizada y también produce un aumento de los niveles de creatinina en sangre, pero esto no ocurre porque el riñón no funcione bien y no pueda eliminar la creatinina, sino porque ha aumentado la producción en el músculo.

Lo que si es cierto es que la suplementación con creatina podría dificultar evaluar la función del riñón con el método tradicional. La solución es sencilla, cambiar la creatinina como método de estimación de la función renal por la cistatina C, otro biomarcador incluso más preciso para evaluar el riñón que no se altera con el consumo de creatina.

Omega-3

1. ¿Corriges una deficiencia o buscas niveles supramáximos?
Generalmente se corrige una deficiencia. La mayoría de las personas no alcanzan niveles adecuados de EPA y DHA con la dieta.

2. ¿Lo tomas para mejorar la esperanza de vida o la calidad de vida?
Para ambas. Reduce el riesgo cardiovascular y la inflamación sistémica (esperanza de vida) y mejora la salud articular, cognitiva y emocional (calidad de vida).

3. ¿Actúa sobre una enfermedad concreta o como geroprotector amplio?
Actúa principalmente sobre enfermedades concretas, sobre todo cardiovasculares. Su efecto es más preventivo que geroprotector general, aunque la reducción de inflamación tiene un impacto sistémico.

4. ¿Existe un biomarcador que puedas seguir?
Sí. El índice de omega-3 (EPA + DHA en membranas eritrocitarias) es un biomarcador sólido para ajustar dosis.

5. ¿Entendemos su mecanismo de acción?
Sí. Modula la inflamación mediante resolvinas, mejora la fluidez de las membranas celulares, reduce triglicéridos, estabiliza placas arteriales y facilita la señalización neuronal.

6. ¿Cuál es el balance riesgo-beneficio?
Claramente favorable. Riesgos bajos (reflujo, molestias digestivas, ligero aumento del riesgo de fibrilación auricular a dosis muy altas). La calidad del producto es crítica por riesgo de oxidación y contaminantes.

Resveratrol

1. ¿Corriges una deficiencia o buscas niveles supramáximos?
Se busca niveles supramáximos. No existe deficiencia de resveratrol; la suplementación aporta dosis muy superiores a las dietéticas.

2. ¿Lo tomas para mejorar la esperanza de vida o la calidad de vida?
Principalmente con intención de mejorar la esperanza de vida.

3. ¿Actúa sobre una enfermedad concreta o como geroprotector amplio?
Se toma con la esperanza de un efecto geroprotector, aunque este no está demostrado en humanos. Los efectos observados en modelos animales (inflamación, estrés oxidativo, vías de longevidad) no se han replicado de forma consistente en estudios clínicos.

4. ¿Existe un biomarcador que puedas seguir?
No existe un marcador fiable para evaluar su efecto directo.

5. ¿Entendemos su mecanismo de acción?
Se postula la activación de sirtuinas, pero la mayor parte de la evidencia procede de modelos animales o estudios *in vitro*. Su relevancia clínica en humanos sigue siendo como mucho incierta.

6. ¿Cuál es el balance riesgo-beneficio?
Riesgo bajo, beneficio incierto. La biodisponibilidad es limitada y la evidencia en humanos es débil. Muchos de los estudios iniciales que generaron entusiasmo utilizaron modelos diseñados para exagerar el efecto, como ratones sobrealimentados con dietas extremas, en los que el resveratrol simplemente mitigaba parte del daño inducido. En esencia, demostraron que, si intentas matar un ratón a base de sobrealimentarlo, tardas un poco más si además le das resveratrol.

Ningún suplemento sustituye a los pilares de un estilo de vida saludable

La suplementación no es una vía rápida hacia la longevidad ni una alternativa a los hábitos que en realidad sostienen nuestra salud. Es simplemente una herramienta, un complemento que utilizamos para amplificar o perfeccionar los beneficios que ya hemos cons-

truido con la nutrición adecuada, el ejercicio regular, el sueño reparador y una gestión equilibrada del estrés. Por mucho que alguien
tome creatina, no desarrollará más músculo si no entrena la fuerza.
Del mismo modo, ningún polifenol, antioxidante o extracto botáni-
co compensará una vida sedentaria o una dieta desordenada.

En longevidad, igual que en arquitectura, primero se levantan
los cimientos del rascacielos; solo cuando esas bases son sólidas tiene sentido añadir capas de refinamiento. Los suplementos son esas
capas finales, no la estructura principal. Entender esta jerarquía es
lo que convierte la suplementación en una herramienta inteligente
en lugar de en una promesa vacía.

Bibliografía del bloque 3

A través de los siguientes QR puedes acceder a una completa bibliografía con artículos científicos descargables e información ampliada de los capítulos del libro:

Entrenar para poder disfrutar de la vida. El ejercicio físico

Haz de la comida tu mejor medicina. La nutrición

El superpoder que no sabías que tenías: el sueño

¿Para qué vivir más si no vas a disfrutarlo? El estrés y la salud mental

Herramientas en la tierra de las promesas. Los fármacos y los suplementos

Epílogo

Sentado en mi despacho, rumiaba preocupado ante mi próxima tarea, informar a una paciente a la que tengo especial cariño de que en su estudio genético había aparecido una mutación del gen BRCA1. Esta mutación hace que se tenga un riesgo de desarrollar cáncer de mama del 75 % y de ovario del 45 %. Con una altísima probabilidad, alguna de estas enfermedades podría llegar a robarle decenas de años de salud, por lo que debía enfrentarse a una dura decisión, someterse a dos cirugías para extirpar estos órganos de su cuerpo o dejar todo como estaba y esperar tener suerte y no desarrollar un cáncer.

¿Y tú? ¿Qué harías ante esta situación?

Cuando decidí dedicarme a esta forma innovadora de hacer medicina, sabía que no sería un camino cómodo, pero nadie que haya logrado algo de verdad importante lo ha hecho sin salir de su zona de confort. A lo largo de este camino, he recibido muchas críticas; no todos mis colegas aprueban mi manera de trabajar, y lo entiendo. En muchos aspectos, este enfoque desafía principios que nos han enseñado como incuestionables durante décadas.

Con independencia de lo que yo o cualquier otra persona pueda opinar, los datos hablan por sí solos. Pocas situaciones pueden ser más gratificantes que ayudar a otro ser humano a encontrar un problema que, de haber pasado desapercibido, podría haber acabado con su vida o empeorado su calidad de vida de forma dramática.

A pesar de estar dando casi siempre una mala noticia, todos los pacientes con los que he tenido que compartir estos momentos que marcan un antes y un después están enormemente agradecidos. Han recibido una segunda oportunidad en la vida, y el cien por cien de ellos decide aprovecharla y exprimir el día a día hasta la última gota.

Cada vez que uno de mis pacientes me dice que su vida ha cambiado, que se encuentra mejor de lo que jamás ha estado a pesar de tener sesenta años, que se siente joven, fuerte y lleno de vitalidad, que tiene nuevos objetivos y que está lleno de ganas de vivir, entonces las dudas desaparecen. Esta es la mejor forma de hacer medicina.

Tu salud es tu activo más preciado, y cuidarla es la única manera de conseguir más tiempo para disfrutar de los frutos de tu esfuerzo, ver crecer a tus seres queridos y hacer las cosas que tanto amas. No seas ingenuo, no te cobijes en la falsa sensación de seguridad pensando que todo está bien, no esperes a que tu cuerpo deje de funcionar para decidirte a tomar medidas. Tal vez sea demasiado tarde.

La ciencia es sin duda la herramienta más potente que ha desarrollado la humanidad. En tan solo doscientos años nos permitió avanzar más en todos los ámbitos de la vida humana que en los 299.800 años previos. En un abrir y cerrar de ojos, nos permitió eliminar las enfermedades que nos habían aterrorizado durante toda nuestra historia, lo que duplicó nuestra esperanza de vida. Este cambio fugaz ha traído consigo sus propios problemas; las enfermedades crónicas, unos enemigos que hasta hace poco casi no existían, se han convertido en nuestro principal tormento. Por suerte, la ciencia, siempre al servicio de la humanidad, no nos abandona. Hoy tenemos suficientes respuestas, soluciones y estrategias relativamente simples que nos permiten, una vez más, poner en jaque a nuestros enemigos.

Nos encontramos en un momento especial de la historia. De la misma forma que la electricidad, internet y la inteligencia artificial han cambiado por completo el mundo que nos rodea, la ciencia de la longevidad está a punto no ya de alterar el entorno en que vivimos, sino de modificar nuestra propia biología para que todas y cada una de nuestras células estén alineadas con un nuevo objetivo.

Hasta ahora, el líder supremo de la biología había sido la selección natural de Darwin, que elegía tan solo los rasgos que permitieran a cada especie reproducirse de la forma más efectiva, sin tomar en consideración la calidad de vida o la longevidad. Si conseguimos tener descendencia, para la evolución es más que suficiente. Por eso los pulpos hembra dejan de alimentarse cuando ponen sus huevos, se dedican en exclusiva a cuidar de ellos y mueren al poco tiempo de eclosionar. Y por la misma razón, los machos de la mantis religiosa se ofrecen como ofrenda para ser devorados por su contraparte hembra. A la evolución no le importa tu supervivencia, solo la de tu descendencia.

Por fortuna, la evolución nos dotó con la estructura más compleja y misteriosa del universo, el cerebro humano. Es este mismo cerebro el que nos permitió descifrar los misterios de la biología y planificar el golpe de Estado contra la selección natural. Porque ya no es suficiente con sobrevivir hasta reproducirnos. La vida humana se ha hecho tan compleja y valiosa que ahora queremos prosperar, queremos ser la mejor versión de nosotros mismos, queremos impulsar el progreso del mundo y queremos deleitarnos con lo maravilloso que es vivir.

Existe tanta información y hay tanto que se puede optimizar en el campo de la longevidad que resulta muy fácil obsesionarse y perder de vista el objetivo fundamental, disfrutar más de la vida durante más tiempo. Incluso yo he llegado a ser uno de ellos. Por eso quiero hacerte una llamada de atención: utiliza la información en este libro con sabiduría, aprende todo lo que puedas sobre tu cuerpo y utiliza esos datos para mantener a tus enemigos lo más alejados posible, pero nunca dejes de vivir, nunca dejes de lado las cosas que nos hacen humanos y que hacen que esta sea una vida que merece ser extendida.

La longevidad es la carrera más larga de tu vida. Y cuanto más larga, mejor, así que no intentes cambiarlo todo en una semana, un mes o un año. La consistencia y la mentalidad lo son todo. Las pequeñas acciones acumuladas durante décadas son lo que en realidad marca la diferencia. Asume tu nueva identidad como una persona joven, saludable y que se mantendrá llena de vida sin importar lo que suceda. Toma el control de tu salud y de tu cuerpo.

Tu futuro ya no depende del azar o de la fe, depende de las decisiones que tomes a partir de hoy.